I0479822

Necesidad de Seguridad

Coordinadora Editorial: *Alba Flores Reyes*

Editor: *Diego Molina Ruiz*

Copyright © 2017 Diego Molina Ruiz (Editor)

Edita: sapientiaEd diegomolinaruiz@gmail.com

Coordinadora Editorial: Alba Flores Reyes

Diseño de portada: Diego Molina Ruiz

Imagen de portada: María López Zapata

Título de la obra: Necesidad de Seguridad

Libro número 9

Serie: Notas sobre las 14 Necesidades de Virginia Henderson

Primera edición: 17/07/2017

Nº de páginas: 157

Autora: Alba Flores Reyes

Autora: María López Zapata

ISBN-10: 1973958546
ISBN-13: 978-1973958543

Edición impresa en papel y ebook disponible en:
www.amazon.com y www.amazon.es

TÍTULO DE LA OBRA:

NECESIDAD DE SEGURIDAD

LIBRO NÚMERO 9

SERIE: NOTAS SOBRE LAS 14 NECESIDADES DE VIRGINIA HENDERSON

AUTORAS:
ALBA FLORES REYES
MARÍA LÓPEZ ZAPATA

EDITOR: *Diego Molina Ruiz*

PRESENTACIÓN

El arte de cuidar remonta desde tiempos inmemorables, con una constante evolución de la evidencia científica, nuevos descubrimientos, técnicas así como mejoras en los procedimientos actuales.

Estamos en un momento en el que la calidad de la salud es más que la propia vida, y el equilibrio entre la mente y cuerpo es aquel que hace que una persona alcance su máximo esplendor y satisfacción en la vida. La Independencia es sinónimo de salud.

El lector puede comprobar gratamente el más actual abordaje hasta el momento de manera concisa y completa de los procedimientos en cada una de las 14 necesidades de Virginia Henderson: respiración, alimentación, eliminación, movimiento, sueño y descanso, arreglo personal, temperatura, higiene, seguridad, comunicación, creencias, crecimiento personal, entretenimiento, aprendizaje. De esta manera ayuda tanto a los estudiantes como a los profesionales a subsanar los errores que podamos estar cometiendo actualmente o a completar carencias actuales que presentemos en nuestros cuidados basados siempre en la mejor evidencia disponible.

La referencia a los cuidados está presente en todo el recorrido de la colección. Hoy en día no sería posible el abordaje del cuidado del paciente como ser biopsicosocial sin reconocer el aporte de cada miembro del equipo sanitario. Por ello esta colección aporta el enriquecimiento multidisciplinar y cooperación de las diferentes categorías profesionales sanitarias. En este aspecto, en la colección se contempla una amplia visión de las actuaciones centradas en el paciente y no tanto hacia la técnica.

Nuestra profesión avanza a pasos agigantados y nosotros, como no puede ser de otra manera, con ella.

En palabras de la propia Virginia Henderson "La enfermera es temporalmente la conciencia del inconsciente, el amor de vida para el suicida, la pierna del amputado, los ojos del recientemente ciego, el medio de locomoción para el infante, y una voz para aquéllos demasiado débiles para hablar".

Alba Flores Reyes
Coordinadora Editorial

EDITOR: *Diego Molina Ruiz*

DEDICATORIA

El presente libro en particular y la colección "Notas sobre las 14 Necesidades de Virginia Henderson" a la que pertenece, en general, van dedicados a todas las personas interesadas en alguna de las necesidades que aquí se tratan. Y en particular a las personas que cuidan, sean familiares, profesionales o amigos. Y también a todas las personas interesadas en conocer o practicar todo el saber que su lectura ofrece.

¡Salud y Ánimo!

Diego Molina Ruiz

EDITOR

CONTENIDO

AGRADECIMIENTOS

A todo el elenco de autores que han hecho posible la elaboración del presente libro y en su conjunto toda la colección que forman la serie denominada "Notas sobre las 14 Necesidades de Virginia Henderson". A su coordinadora editorial y a un equipo de profesionales que destacan por su incansable interés por indagar en éstas necesidades y la innovación basada en la evidencia. El conocimiento apoyado por la investigación y la experimentación de prácticas clínicas que conforman la experiencia del trabajo diario. Con la observación y recogida de las anotaciones necesarias para ser plasmadas y compartidas a través los textos incluidos en ésta obra.

1 INTRODUCCIÓN

El presente libro sirve como ayuda para el día a día de los profesionales del equipo multidisciplinar sanitario a mejorar y reforzar su conocimiento, así como a los profesionales en su inicio de la carrera profesional en este entorno, y a estudiantes universitarios para ayudarles en su aprendizaje. Todo ello enfocado en el contexto de las 14 necesidades de Virginia Henderson.

Entre los objetivos de este libro es dar a conocer la necesidad de seguridad, no tan conocida pero que día a día se hace más importante en nuestra profesión ya que indica presencia de calidad en los cuidados.

Con este libro pretendemos conseguir que se conozca el actual abordaje de la necesidad de Seguridad: evitar los peligros ambientales y evitar lesionar a otras personas, comenzando con actualizaciones sobre conceptos previos, vulnerabilidad ante los peligros, y el uso de la mejor evidencia científica en cuanto a dispositivos y técnicas para solventar y ayudar a aquellos pacientes con riesgo derivado tanto de su estado de salud como de los procedimientos realizados durante la atención sanitaria y hospitalización. No debemos olvidar que la seguridad no concierne únicamente al paciente, sino al profesional sanitario, debido a que para cuidar y/o ofrecer cuidados hay que estar mental y físicamente saludable.

También pretendemos que sea un libro de fácil acceso para poder solventar dudas y que ayude a llevar a cabo las directrices más correctas del cuidado integral del paciente como ser bio-psico-social. De esta manera aportamos un libro dinámico, útil y actualizado que presenta los mejores cuidados ayudando a subsanar errores que podamos estar cometiendo actualmente o a completar carencias actuales que presentemos en nuestros cuidados basado siempre en la mejor evidencia científica disponible en la actualidad.

Para la realización de este libro hemos querido recoger los diagnósticos más comunes e importantes del dominio 11, dirigidos hacia la seguridad. Una vez seleccionados, hemos querido enfocar los conocimientos, técnicas o protocolos descritos en el libro como actividades que se realizarían a diario, en el trabajo profesional para proteger la necesidad de seguridad tanto del paciente como del profesional.

La información, junto a los protocolos y procedimientos recogidos en este libro han sido seleccionados y revisados mediante una intensa revisión bibliográfica, a la cual se han sumado opiniones y revisiones derivadas de la experiencia profesional de ambas autoras.

2 CONCEPTOS

2.1. NECESIDAD DE SEGURIDAD.

El ser humano busca sentirse seguro y evitar peligros a lo largo de toda la vida, por ello es una preocupación constante buscar la seguridad. Durante nuestro recorrido en la vida, buscamos protegernos de agresiones internas o externas para mantener nuestra integridad física y psicológica, por ello, Virginia Henderson calificó la seguridad cómo una de las 14 necesidades básicas, las cuáles deben satisfacerse para que mantener un equilibrio, independencia y con ello, la salud.

La preocupación por la seguridad empezó a estudiarse en el año 1950, pero fue en 1999, fecha en la que se publicó "To err is Human: building a safer health system", cuando el problema adquirió importancia.

En 2004, la OMS planteó la gran Alianza Mundial, un programa que incluye medidas claves para reducir enfermedades, traumatismos o defunciones que se producen durante la atención sanitaria, buscando ante todo no hacer daño[1].

La seguridad del paciente es uno de los principios fundamentales de la atención sanitaria dentro del Sistema Nacional de Salud, OMS y organismos internacionales como la UE, siendo indicador de calidad asistencial[2].

Según la OMS[3], se considera la seguridad del paciente como la "ausencia de daño, real o potencial, relacionado con los servicios de salud".

Otra definición de seguridad sería: "la ausencia de accidentes, lesiones o complicaciones evitables derivados de la atención a la salud", pero de igual manera que la salud no es la ausencia de la enfermedad, podríamos decir que la seguridad no es sólo la ausencia de riesgos sino un continuo riesgo-seguridad que depende de actuaciones a varios niveles: nivel institucional, nivel profesional y nivel político/social[4].

A nivel constitucional nos referimos a que el entorno en el que se desarrolla la atención debe estar diseñado y organizado enfocado hacia la

3

reducción de riesgos tanto para pacientes como para profesionales[4].

A nivel profesional se enfoca hacia la protección y prevención de efectos adversos (EA), para ello se hace una mejora continua de los procesos de atención y aumentar la probabilidad de detección de tales EA cuando ocurren[4].

Y por otro lado, a nivel político/social, se debe incidir en que la seguridad es una cuestión fundamental para las organizaciones, instituciones y asociaciones, y para ello deben crearse protocolos y recomendaciones actualizadas como por ejemplo la creación de la "Alianza por la seguridad del paciente", todo ello para derivar en la calidad asistencial[4].

Los objetivos enfocados hacia la seguridad del paciente son, entre otros[5]:

- Mejorar la sensibilización.
- Formación y cultura de seguridad.
- Promover prácticas seguras.
- Diseñar un sistema de información y comunicación de incidentes.
- Promover la investigación.
- Facilitar la participación de pacientes.
- Realizar protocolos o guías de prevención.

La creación de una cultura de seguridad se considera un paso decisivo como marcador de calidad y se podría definir como aquellas características de la organización, como serían los valores, la filosofía, las tradiciones y las costumbres, que dan un sentido a la búsqueda continua, individual y colectiva, para buscar la manera de reducir al máximo los riesgos y los daños que se pueden producir durante los diferentes procesos asistenciales; ello supone realizar la mejor práctica profesional posible, tener centros más seguros y trabajar en estrategias para promover el cambio en el SNS y en la sociedad[2, 1].

Entre las líneas estratégicas de seguridad del paciente del SNS podemos encontrar la actualización realizada en 2015, "Línea Estratégica 1: Cultura de Seguridad, factores humanos, organizativos y formación". En tal estrategia se describen objetivos generales tales como[2].

- Impulsar que los centros sanitarios dispongan de un plan de seguridad que sea conocido por todos y se implique a todos los profesionales.
- Promover el liderazgo de los profesionales para asegurar la consecución de los objetivos del plan de seguridad del paciente.
- Favorecer la evaluación del clima de seguridad y difundir sus resultados para ayudar a implementar prácticas seguras.
- Fomentar la formación básica en seguridad.
- Difundir el conocimiento y las experiencias sobre seguridad a todos

los niveles del SNS.

- Favorecer la difusión de recomendaciones para evitar cuidados sanitarios de escaso valor o perjudiciales.

Para ello se han realizado en esta línea estratégica una sucesión de recomendaciones tales como[2]:

- Establecer planes de acción de seguridad con objetivos anuales, evaluación y plan de difusión de resultados en todos los centros sanitarios.
- Incorporar líderes clínicos que promuevan la implantación, desarrollo y evaluación de prácticas seguras.
- Evaluar periódicamente, mediante instrumentos validados, el clima de seguridad para conocer los puntos débiles y fuertes.
- Consensuar una formación básica en seguridad del paciente que incluya conceptos tales como: prácticas seguras, comunicación, trabajo en equipo y factores de los servicios que influyan en la seguridad.
- Identificar, difundir y compartir a nivel nacional, regional y local buenas prácticas, información y experiencias a través de diferentes medios como congresos, jornadas, conferencias, etc.
- Difundir de forma periódica las recomendaciones actualizadas para evitar los cuidados innecesarios, de escaso valor o perjudiciales.

Como profesionales sanitarios debemos conocer todo lo que abarca la seguridad ya que durante los ingresos hospitalarios pueden darse interacciones entre paciente-entorno-profesional, y estas interacciones podría desembocar en problemas potenciales o reales relacionados con la seguridad y ahí la enfermería debe ocuparse de prevenir que ocurra el problema y ocuparse de ello si se produce[6].

2.2. VARIABLES Y FACTORES.

Para poder satisfacer la necesidad de seguridad, existen diversos factores los cuales se deben tener en cuenta a la hora de valorar el estado de una persona, tales factores podrían agruparse en factores biológicos, factores psicológicos o factores sociológicos[7].

- Factores biológicos.
  - La edad de la persona.

Al conocer la edad del paciente conoceremos el estado de conocimiento o desarrollo personal que nos indicará la capacidad que posee para protegerse a sí mismo y a los demás, la capacidad de recibir información o la capacidad de realizar actividades seguras, entre otras capacidades.

  - Alteraciones sensitivas.

Cuando una persona tiene algún sentido disminuido puede no percibir algunos peligros, por ejemplo: una persona con problemas de vista podría tropezar en casa o caerse al no ver algún objeto caído en el suelo; igualmente como profesionales, si hay problemas de visión nos afectaría para realizar ciertas actividades para el cuidado del paciente y también al realizar un sobresfuerzo en el trabajo.

    - Condiciones de la movilidad.

Existen personas que poseen enfermedades que condicionan su movilidad, como podría ser la debilidad muscular, alteraciones del equilibrio o parálisis. En ellos habrá que tener en cuenta que métodos usan para la movilización.

    - Accidentes previos o predisposición a padecerlos.

Si ya ha habido accidentes previos, nos alerta de que probablemente al haber sucedido, podría volver a darse la situación, por ello, valoramos cuáles fueron los motivos por los que se produjeron posteriormente para poder modificarlos y evitar que vuelva a pasar.

A su vez, existe cierta predisposición, de la cual hablaremos en el apartado 3.

- Factores psicológicos.
    - El nivel de conciencia.

Nos aporta información sobre la orientación en tiempo, lugar y personal que percata el paciente.

    - Estado emocional.

Un estado emocional alterado puede dar una percepción difusa o equívoca.

    - Capacidad para concentrarse y elaborar juicios.
    - Capacidad para captar información y de comunicación.

Se considera que una persona con problemas para captar la información (como por ejemplo estar en coma, alteraciones mentales o discapacidades) o con problemas de comunicación (afasia, ventilación mecánica, timidez, etc.) podría no entender la situación o podría malinterpretarse la conversación.

    - Capacidad para percibir con exactitud la realidad.

- Factores sociológicos.
    - Factores relacionados con el tipo de vida.

Hay diversos estilos de vida, saludables y no saludables, que podrían influir en la forma de ver la seguridad y cómo actuar ante este aspecto.

    - Interés hacia su proceso de salud-enfermedad.

Dependiendo de la forma de aceptar o sobrellevar la salud o enfermedad, dependerá como manejará el plan terapéutico, la información o los hábitos de salud.

- Relacionados con el medio ambiente.

Un medio ambiente seguro tanto en casa como en el hospital requiere de una temperatura y humedad apropiada, una correcta iluminación, ruidos moderados, higiene adecuada y un mobiliario organizado y ordenado.

En la actividad profesional, pueden darse ciertos factores que predisponen a cometer un error y ponerse en peligro tanto el profesional como al paciente. Podrían resumirse en:

- o Falta de normas de trabajo o normas inadecuadas.
- o Diseño o mantenimiento inadecuado de las máquinas y equipos.
- o Hábitos de trabajo incorrectos.
- o Uso incorrecto de equipos, herramientas e instalaciones.

EDITOR: *Diego Molina Ruiz*

3 VULNERABILIDAD

Existe una susceptibilidad del individuo de poner en peligro su integridad física y psicológica.

3.1. PREDISPOSICIÓN A INFECCIONES.

La respuesta que cada individuo produce ante una infección viene condicionada por factores tales como fisiológicos, psicológicos, farmacológicos o genéticos[7].

- Factores fisiológicos.
  - La edad.

La edad influye en el tipo de respuesta que produce un individuo ante la infección, habiendo diferentes respuestas respecto a si se produce en edad lactante, juventud o vejez.

En la lactancia el sistema inmunológico es aún inmaduro de ahí a la preocupación ante una infección, ya que el bebé no produce las respuesta necesarias para combatir la infección; de ahí la importancia de la prevención y la correcta alimentación de éste.

En cuanto a la juventud o mediana edad, ya poseen los sistemas inmunológicos adecuados por lo que les es menos complicado combatir ante tales infecciones.

Por último, en la vejez estas respuestas inmunológicas se encuentran debilitadas y a su vez las funciones principales de los órganos sufren cambios que promueven la aparición de infecciones y problemas para afrontarlas.

  - Estado nutricional.

A su vez, otro de los factores fisiológicos que influyen en la infección, sería el estado nutricional del individuo ya que la reducción de proteínas, hidratos de carbono o grasas, harían aumentar la susceptibilidad a padecer algún tipo de infección o llegaría a alterar la correcta cicatrización de heridas.

- Enfermedades que afectan al sistema inmunológico.

Sufrir ciertas enfermedades debilita el estado inmunológico del paciente que produce disminución de la respuesta ante una infección o aumento del riesgo de padecerla. Tales casos se darían por ejemplo en paciente con enfermedades del sistema inmunológico (SIDA, linfoma, etc.) ya que poseerían unas defensas debilitadas; o en pacientes con enfermedad crónica los cuáles sufren una debilidad general o deterioro de la nutrición.

- Factores psicológicos.

Como factor psicológico a destacar, se presenta el estrés, debido a que un estrés intenso elevaría los niveles de cortisona lo que produce una disminución de la resistencia ante una infección; y a lo que sumamos, que un nivel de estrés elevado, produce un agotamiento de las energías necesarias para combatir la infección.

- Factores farmacológicos.

Algunos tratamientos alteran la respuesta inmunológica correcta para luchar contra la infección, como podría ser el uso fármacos inmunosupresores.

- Factores genéticos.

Ciertos trastornos hereditarios producen el deterioro de la respuesta inmunológica, ya que heredamos la información genética de nuestros antecesores para contraatacar a la infección.

3.2. PREDISPOSICIÓN A ENFERMEDADES.

La predisposición genética o susceptibilidad de padecer una enfermedad, es definida como: "la presencia de determinadas variables en la secuencia de ADN y/o la combinación de una serie de ellas en un individuo, no necesariamente anormales, pero que asociados pueden incrementar el riesgo de desarrollar una determinada enfermedad."[8].

Por lo tanto para poder prevenir que suceda tal enfermedad, el objetivo será disminuir o eliminar los factores ambientales que la produjeron, haciendo estudio familiar sobre los paneles multígenos del individuo para conocer cuáles fueron los detonantes[8].

3.3. CARGA DE TRABAJO.

Según un estudio realizado por el sindicato de Enfermería SATSE, "ocho de cada diez enfermeros se siente estresado"[9].

Definimos carga de trabajo en enfermería como la cantidad de tiempo y atención que una enfermera puede dedicar (directa e indirectamente) hacia los pacientes, a su lugar de trabajo y a su desarrollo profesional"[10.]

El aumento de la carga de trabajo no sólo tiene consecuencias sobre la salud del profesional a modo de enfermedades físicas y mentales, sino sobre los pacientes, con el consecuente aumento de la morbimortalidad, reacciones adversas, deshumanización derivada de la no utilización adecuada de recursos, así como mala calidad en los resultados prestados en términos de salud[11]. También origina efectos sobre la organización en términos de desprestigio de los profesionales sanitarios, absentismo, y accidentes de trabajo que aumentan las bajas por enfermedad con el consecuente aumento de costes económicos y en términos de mayor carga de trabajo de la unidad debido a la existencia de un menor número de personal para hacer frente a las actividades y necesidades[12].

Por lo que se requiere la identificación y uso de instrumentos de medida de las cargas para prevenirlas y evitar tales consecuencias y que los trabajadores puedan construir mejores condiciones de ambiente laboral, y físico.

3.4. ESTRÉS/COMPORTAMIENTOS.

El estrés se define como "la respuesta fisiológica, psicológica y conductual de un individuo a cualquier cambio, para adaptarse a él. Es el resultado de la adaptación de nuestro cuerpo y nuestra mente al cambio"[13].

El estrés que experimentan los trabajadores, en concreto en el ámbito sanitario, tienen un efecto adverso en la salud de los/as enfermeros/as, debido a que cuando se supera el límite de sobreactivación que conlleva el estrés aparecen efectos negativos sobre el individuo y sufrimiento en el entorno de trabajo[14]. Esto es debido a que éstos están constantemente sometidos a demandas y altas cargas de trabajo, junto a factores estresantes, repercutiendo de este modo a su calidad de vida, así como en la calidad de los cuidados prestados. Los principales trastornos son tanto físicos, psicológicos o conductuales, así como musculoesqueléticos y alteraciones psicosomáticas[15]. Variando en su respuesta según el grado de estrés que presente el individuo.

- Respuesta física: Destacan hiperactividad, tensión muscular, dolor de espalda, hipertensión, rechinar los dientes, estiramiento de la mandíbula, diarrea, cefaleas, erupciones cutáneas, aumento de la sudoración, taquicardia, hiperventilación, manos y pies fríos, así como a un aumento de peso debido al incremento de cortisol[13,16].

- Respuesta psicológica: Destacan síntomas como dolores de cabeza, trastornos del sueño, insomnio ansiedad, dificultades interpersonales, depresión, desmotivación e infelicidad, irritación, angustia, preocupación, culpabilidad, frustración, náuseas, ira, e hipersensibilidad emocional.[12,16]. Otros factores asociados son problemas de memoria y atención, falta de motivación, falta de concentración y de procesamiento de la información, menos pensamiento racional, reducción de la amplitud de la memoria a corto y largo plazo, preocupación excesiva, incapacidad para relajarse, así como absentismo y disminución del rendimiento e incapacidad para terminar las tareas[12,13,16,].

- Respuesta conductual: Destacan cambios en las costumbres personales, aumento del consumo de alcohol u otras drogas, cambios en los hábitos del trabajo, apatía, conductas compulsivas y tendencias a tener accidentes[13].

4 DIAGNÓSTICOS

4.1. INFECCIÓN.

* Riesgo de infección (00004).

Definición: es el aumento del riesgo de ser invadido por microorganismos patógenos.

* Riesgo de contaminación (00180).

Definición: es la acentuación del riesgo de exposición a contaminantes ambientales en dosis suficientes para causar efectos adversos para la salud.

Contemplamos el diagnóstico de esta categoría debido a que la necesidad de seguridad anticipa y actúa ante el riesgo de sufrir infecciones o contaminación, ya que esto produciría múltiples efectos adversos que pondrían en peligro la salud o estado del paciente, incrementando a su vez la duración de estancia hospitalaria y los costes. Por lo que dirigimos estos diagnósticos hacia la aplicación de protocolos para la correcta realización de técnicas para prevenir la infección, como sería la correcta técnica de extracción sanguínea, manejo y cuidado de catéteres endovenosos o prevención de flebitis; además del correcto almacenamiento y administración de medicación para prevenir la contaminación[17,18,19].

4.2. LESIÓN FÍSICA.

* Riesgo de caídas (00155).

Definición: es el aumento de la susceptibilidad a las caídas que pueden causar daño físico.

* Riesgo o deterioro de la integridad cutánea (00047).

Definición: es el riesgo de que la piel se vea negativamente afectada; y en el caso de deterioro se define como la alteración de la epidermis, dermis o ambas.

- Riesgo lesión (00035).

Definición: es el riesgo de lesión como consecuencia de la interacción de condiciones ambientales con los recursos adaptativos y defensivos de la persona.

- Riesgo de aspiración (00039).

Definición: es el riesgo de que penetren secreciones gastrointestinales, orofaríngeas, sólidas o líquidas, en el árbol traqueobronquial.

Contemplamos el diagnóstico de esta categoría debido a que la necesidad de seguridad anticipa y actúa ante el riesgo de sufrir lesiones tanto en el medio hospitalario como en el propio domicilio, y es importante la actuación del equipo sanitario para evitar o prevenir que sucedan tales lesiones y así mantener la salud del paciente. Por lo que dirigimos estos diagnósticos hacia la aplicación de protocolos para la correcta prevención de caídas y al debido manejo del ambiental; con los conocimientos que se adquieran en apartado, podremos ser capaces de identificar peligros en el ambiente para eliminarlos y así encontrarnos en un ambiente seguro, en segundo lugar tendremos los métodos y conocimientos necesarios para una correcta prevención de caídas y en el caso de que suceda, actuar frente a ello[17,18,19].

4.3. VIOLENCIA.

- Riesgo de suicidio (00150).

Definición: Riesgo de lesión autoinfligida que pone en peligro la vida.

- Riesgo de violencia dirigida a otros (00138).

Definición: Riesgo de conductas en que la persona demuestre que puede ser física, emocional y/o sexualmente lesiva para otros.

- Riesgo de violencia autodirigida (00140).

Definición: Riesgo de conductas que indiquen que una persona puede ser física, emocional o sexualmente lesiva para sí misma.

Contemplamos los diagnósticos de esta categoría debido a que la necesidad de seguridad anticipa y actúa ante casos de posible violencia hacia el propio paciente, hacia otros e incluso en casos más graves dirigido al suicidio. Por lo que dirigimos estos diagnósticos hacia la aplicación de protocolos de contención mecánica para redefinir las acciones y prevenir dichos riesgos retirándose la misma cuando sea necesario[20].

4.4. PELIGROS AMBIENTALES.

- Riesgo de respuesta alérgica (00217).

Definición: es el riesgo de respuesta alérgica a productos o sustancias.

- Riesgo de intoxicación (00037).

Definición: es el aumento del riesgo de exposición accidental o de ingestión de sustancias peligrosas en dosis suficientes para originar una intoxicación.

- Riesgo de lesión térmica (00220).

Definición: es el riesgo de daño en la piel y las membranas mucosas debido a temperaturas extremas.

- Riesgo de desequilibrio electrolítico (00195).

Definición: es el riesgo de cambio en el nivel de electrolitos séricos que compromete a la salud.

- Riesgo de shock (00205).

Definición: es el riesgo de aporte sanguíneo inadecuado a los tejidos corporales que puede conducir a una disfunción celular que constituye una amenaza para la vida.

Contemplamos el diagnóstico de esta categoría debido a que la necesidad de seguridad anticipa y actúa ante los peligros ambientales, para prevenirlos y para tener conocimientos para actuar frente a ello. Por lo que dirigimos este diagnóstico hacia la aplicación de protocolos dirigidos al manejo y eliminación de productos de desecho, y a la correcta administración de medicación y hemoderivados[17,18,19].

4.5. CONFORT FÍSICO.

- Dolor agudo (00132).

Definición: experiencia sensitiva y emocional desagradable ocasionada por una lesión tisular real o potencial o descrita en tales términos (International Association for the Study of Pain); inicio súbito o lento de cualquier intensidad de leve a grave con un final anticipado o previsible y una duración inferior a 6 meses.

Contemplamos el diagnóstico de esta categoría debido a que la necesidad de seguridad anticipa y actúa ante casos de dolor. Por lo que dirigimos este diagnóstico hacia la aplicación de protocolos de manejo del dolor para reducirlo mediante no sólo tratamiento farmacológico, sino con otras medidas[20.]

5 PROTOCOLOS

5.1. INFECCIÓN: PROTOCOLO DE REALIZACIÓN DE TÉCNICAS ADECUADAS PARA LA PREVENCIÓN DE LA INFECCIÓN Y NORMAS PARA LA CONSERVACIÓN Y PREPARACIÓN DE MEDICAMENTOS.

- Protocolo de extracción sanguínea.

- Sangre venosa.

El objetivo de la extracción de sangre venosa es extraer muestras de sangre para el diagnóstico de enfermedades o como control de la salud-enfermedad[21,22,23,24].

Para una mayor información sobre el material necesario *(Véase Anexo 1)*[21,22,23,24].

Antes de realizar una extracción, debemos pensar en varias condiciones relevantes para que la punción se realice con éxito. Tales condiciones son[21,22,23,24].:

- o Las condiciones físicas y psicológicas del paciente.
- o Tomar un tiempo para explicarle el procedimiento.
- o Considerar las condiciones ambientales y el lugar adecuado para la extracción.
- o Considerar si precisamos de ayuda de algún compañero/a.
- o Valorar el lugar de extracción.

Estas condiciones se deberán valorar en todos los tipos de extracción sanguínea.

Tras verificar las condiciones anteriores, se procede a realizar la técnica, tal y como describiremos a continuación.

Primero identificamos al paciente, preguntando su nombre y apellidos, comprobándolo con la petición y la etiqueta, de forma de que no haya equivocación de paciente. Tras haber identificado al paciente, procedemos a informarlo adecuadamente sobre el procedimiento y la necesidad de realizarlo, con el objetivo de que el paciente no sufra ansiedad y esté al tanto sobre su proceso. Es importante comprobar que el paciente ha entendido lo que vamos a realizar y procedemos a colocar en una posición adecuada al paciente, ya sea tumbado en la cama o sentado en un silla, de forma que podamos realizar la técnica procurando las mejores condiciones físicas para la realización, tanto para el paciente como para la postura del profesional. Este primer paso se realizará de igual forma en todas las extracciones sanguíneas, ya sean venosas o arteriales.

A continuación acercamos la bandeja con el material correctamente preparado y preparamos los tubos de extracción dependiendo del tipo de analítica que precisa, ordenamos los tubos según cuál será el orden de extracción y colocamos las etiquetas tanto en los tubos como en la petición, asegurándonos que tienen la misma codificación.

Tras ello, procedemos a realizar el correcto lavado de manos y colocación de guantes. La realización del lavado de manos es muy importante para la prevención de infección y por esa importancia, se explicará el correcto lavado de manos en el apartado 7.3.

Identificamos el lugar donde se realizará la extracción, en este caso, la vena que consideremos más viable. Colocamos el compresor entre 7'5-10 cm por encima del punto de punción. Recordar no tener puesto el compresor más de 1 minuto ya que éste produciría una obstrucción del flujo sanguíneo y podría alterar el resultado además de crear molestias en el paciente; por lo tanto si no se localiza la vena en ese minuto, soltamos el compresor y lo pondremos cuando pasen unos minutos, dejando que la circulación se recupere.

Tras la colocación del compresor, seleccionamos la vena más viable, usando la palpación con suavidad para asegurarnos de que posee un buen tamaño, localizamos el recorrido que hace la vena y la profundidad a la que se encuentra.

Cuando encontremos la vena adecuada, desinfectamos la zona de punción con alcohol o yodo para evitar la contaminación y dejamos secar el antiséptico unos segundos.

Preparamos el sistema del Vacutainer o colocamos la aguja sobre la jeringa, observando que el bisel se encuentre hacia arriba. Inmovilizamos el lugar de punción y tensamos la piel para evitar que la vena se pierda en el momento de la punción, a continuación, con el bisel hacia arriba realizamos la punción con suavidad y en un movimiento rápido, avisando al paciente de cuándo vamos a puncionar. Cuando observamos que la aguja está correctamente situada en el interior de la vena y que la sangre refluye, colocamos el primer tubo de extracción en el Vacutainer o se aspira en la jeringa hasta que refluya la sangre, una vez que empiece a refluir, el paciente podrá relajar la mano y soltaremos el compresor, pero siempre inmovilizando la mano para que no se mueva la aguja y se pierda la vena.

Una vez llenados los tubos que exigen la petición, retiramos la aguja con un movimiento rápido y suave, colocando una gasa doblada en forma de cuadrado o un algodón con un esparadrapo en la zona de punción, y apretaremos la zona o pediremos al paciente antes de despedirnos que apriete durante unos 5 minutos con el brazo recto para evitar los hematomas.

Para finalizar, se retira el material, tirando el material al contenedor correspondiente.

Se comprueba que los tubos de extracción están correctamente etiquetados y se procede a enviar a laboratorio.

No olvidemos anotar la técnica y dejar constancia en el registro de Enfermería.

- Sangre arterial / gasometría.

Con esta muestra se determinarán los gases sanguíneos, se conocerá el pH de la sangre arterial y así, se valorará la oxigenación y la ventilación[24].

Para una mayor información sobre los materiales necesarios *(Véase Anexo 2)*[24].

Antes de comenzar valoraremos si el paciente se encuentra con oxigenoterapia y consultaremos al médico sobre la suspensión de ésta antes de realizar la extracción.

Primero identificamos al paciente, preguntando su nombre y apellidos, comprobándolo con la petición y la etiqueta, de forma de que no haya equivocación de paciente. Tras haber identificado al paciente, procedemos a informarlo adecuadamente sobre el procedimiento y la necesidad de realizarlo, con el objetivo de que el paciente no sufra ansiedad y esté al tanto sobre su proceso. Es importante comprobar que el paciente ha entendido lo que vamos a realizar y procedemos a colocar en una posición adecuada al paciente, ya sea tumbado en la cama o sentado en un silla, de forma que podamos realizar la técnica procurando las mejores condiciones físicas para la realización, tanto para el paciente como para la postura del profesional.

Tras ello, procederemos a preparar el material necesario en la bandeja, tras lo cual, no lavaremos las manos y colocaremos los guantes.

Comenzaremos la técnica eligiendo la arteria a puncionar y limpiando la zona con antiséptico, dejando secar unos segundos. La siguiente acción será introducir la aguja con el bisel hacia arriba formando una ángulo de 45°, una vez que empiece a refluir, dejaremos que la jeringa se llene sola por la propia fuerza del pulso arterial la cual asciende mediante oscilaciones pequeñas.

Tras conseguir la cantidad de sangre necesaria para la gasometría, retiraremos la aguja y colocaremos una gasa en el punto de punción, la cual habrá que presionar durante un minuto para luego colocar una nueva gasa con esparadrapo, manteniendo la presión para evitar el sangrado.

Una vez realizada la presión y colocada la gasa, desechamos la aguja al contenedor de objetos punzantes, colocamos el tapón en la jeringa y la movemos con suavidad para evitar que se coagule.

La muestra puede enviarse a laboratorio correctamente etiquetada y con la petición para su análisis o realizarse el análisis en las máquinas o equipos de gases que poseen algunas plantas hospitalarias más específicas como Urgencias o UCI.

En el caso de que antes de realizar la punción hayamos retirado la oxigenoterapia al paciente, tras la finalización de la prueba, volveremos a colocar el oxígeno y registraremos en el registro de Enfermería.

- Extracción de hemocultivos.

Se realiza extracción de hemocultivos previa a la administración de terapias antimicrobianas cuando haya sospecha de sepsis, meningitis, osteomielitis, pielonefritis, infecciones graves, neumonía, artritis, endocarditis o fiebre de origen desconocido. A su vez, la extracción está indicada en niños o ancianos con disminución de la vitalidad ya que podrían no presentarse los signos o síntomas de la bacteriemia.

Como nota informativa, las extracciones se suelen hacer en los picos febriles que presente el paciente, normalmente tras picos mayores o igual a 37° de temperatura.

Primero identificamos al paciente, preguntando su nombre y apellidos, comprobándolo con la petición y la etiqueta, de forma de que no haya equivocación de paciente. Tras haber identificado al paciente, procedemos a informarlo adecuadamente sobre el procedimiento y la necesidad de realizarlo, con el objetivo de que el paciente no sufra ansiedad y esté al tanto sobre su proceso. Es importante comprobar que el paciente ha entendido lo que vamos a realizar y procedemos a colocar en una posición adecuada al paciente, ya sea tumbado en la cama o sentado en un silla, de forma que podamos realizar la técnica procurando las mejores condiciones físicas para la realización, tanto para el paciente como para la postura del profesional[25].

Para una mayor información sobre el material necesario para la extracción *(Véase Anexo 3)*[25.]

Una vez informado e identificado al paciente y tras haber preparado el material en una bandeja, procedemos al lavado de manos del profesional y colocación de guantes. Una vez realizado, prepararemos la piel del paciente ya que uno de los principales problemas durante la extracción es la contaminación con la propia flora microbiana cutánea del paciente que puede dar a error en la analítica.

Para ello elegimos el lugar donde realizaremos la punción y limpiaremos la piel con una solución antiséptica haciendo círculos desde el centro hacia la periferia y dejar secar alrededor de un minuto. Al haber hecho la limpieza, evitaremos tocar de nuevo la zona de la venopunción.

Colocaremos el compresor y limpiaremos los tapones de los frascos de hemocultivos con antiséptico para evitar entrada de microorganismos al interior del frasco.

A continuación procederemos a la técnica en sí, insertando la aguja en el lugar de la punción hasta que refluya la sangre, extrayendo la cantidad necesaria para cada frasco; primero llenando el frasco de anaerobios y luego el de aerobios, mezclando suavemente la sangre en los frascos.

Tras la primera extracción, cambiaremos de guantes, manteniendo la técnica aséptica, y repetiremos la técnica en el segundo lugar de venopunción localizado anteriormente.

Una vez finalizado, tiraremos los objetos a sus respectivos contenedores y los frascos de hemocultivos los etiquetaremos correctamente para enviar a laboratorio junto a la petición de extracción; y que nunca se nos olvide registrar la actividad realizada en el registro de Enfermería.

- Extracción de sangre a través de un catéter central.

Consiste en la extracción de sangre de una vena o arteria, dependiendo del lugar donde se encuentre localizado el catéter central.

Para una mayor información sobre los materiales necesarios para la extracción *(Véase Anexo 4)*[23,26.]

Primero identificamos al paciente, preguntando su nombre y apellidos, comprobándolo con la petición y la etiqueta, de forma de que no haya equivocación de paciente. Tras haber identificado al paciente, procedemos a informarlo adecuadamente sobre el procedimiento y la necesidad de realizarlo, con el objetivo de que el paciente no sufra ansiedad y esté al tanto sobre su proceso. Es importante comprobar que el paciente ha entendido lo que vamos a realizar y procedemos a colocar en una posición adecuada al paciente, de forma que podamos realizar la técnica procurando las mejores condiciones físicas para la realización, tanto para el paciente como para la postura del profesional.

En segundo lugar, se preparará el material. Tras dejar todo organizado y preparado, procedemos a la preparación del personal, en la que realizamos la higiene de manos y la colocación de los guantes estériles.

A continuación procederemos a la realización de la técnica, la cual diferenciaremos en extracción de catéter venoso central, port-a-catch y catéter arterial[23,26].

o Catéter venoso central.

Procedemos a elegir la luz de mayor calibre o la luz distal. Una vez elegida la luz, cerramos las infusiones que se están administrando y esperamos alrededor de 1 minuto. Tras esperar este tiempo, colocamos una jeringa en la llave de tres pasos de esa luz y extraemos sangre para desecho, sobre unos 10 ml. A continuación, tiramos al contenedor la jeringa de desecho y colocamos la jeringa de extracción.

Una vez que hayamos extraído la cantidad de sangre necesaria, se lava el catéter con 10 ml de suero fisiológico y por último conectamos un tapón estéril nuevo para la llave de tres pasos que hayamos usado.

Para finalizar, pasamos la sangre de la jeringa hacia los tubos de extracción, correctamente etiquetados, y los mandamos a laboratorio con su debida petición y etiquetas, realizando el registro de la técnica o procedimiento en el registro de Enfermería[23,26].

    o Port-a-catch.

Es la extracción sanguínea a través de un catéter central interno que se encuentra insertado por debajo del tejido subcutáneo.

Para una mayor información sobre los materiales necesarios para la extracción *(Véase Anexo 5)*[23,26].

Tras tener lo materiales preparados de forma estéril en la bandeja, procedemos al lavado de manos y colocación de guantes estériles.

Es aconsejable usar pomada anestésica en la zona en la que vamos a realizar la punción con unos 15 minutos de antelación para evitar que el paciente sufra dolor.

Colocaremos al paciente en decúbito supino sobre la cama o camilla y dejaremos la zona de la punción al descubierto; mientras que colocamos al paciente en la posición adecuada, iremos explicando el procedimiento que se va a realizar.

Comenzaremos aplicando Clorhexidina 2% en la zona donde se ubica el reservorio y colocamos el paño fenestrado o las compresas estériles alrededor de la zona, dejando que el antiséptico se seque.

Cargamos una de las jeringas con 2 ml de suero fisiológico y conectamos la aguja, purgándola. Tras purgar el sistema, localizamos el reservorio mediante palpación y sujetamos los bordes para proceder a introducir la aguja de forma perpendicular en el centro de la cápsula hasta tocar el fondo del reservorio.

Antes de extraer la sangre, introducimos suero fisiológico y con una jeringa extraeremos 10 ml de sangre para desecho. Tras extraer la sangre de desecho, extraeremos la cantidad de sangre necesaria para la analítica.

Para finalizar, lavaremos el sistema con 20 ml de suero fisiológico para comenzar una infusión o inyectaremos 10 ml de solución heparinizada para sellar el sistema. Tras ello, colocamos el apósito estéril.

Finalizaremos pasando la sangre de la jeringa de extracción hacia los tubos, correctamente etiquetados, y enviaremos a laboratorio. No olvidar dejar constancia de la técnica realizada en el registro de Enfermería[23,26,27].

      o Catéter arterial.

Antes de empezar, apagamos las alarmas del monitor. Continuaremos retirando el tapón de la llave de tres pasos más proximal al paciente y conectamos una jeringa de 5 ml para extraer la sangre de desecho, que será normalmente entre 3-5 ml dependiendo del tipo de arteria. Al terminar de desechar, tiramos la jeringa de desecho al contenedor y conectamos la jeringa de extracción para extraer la sangre necesaria para rellenar los tubos de muestra.

A continuación, lavamos el catéter con unos 10 ml de suero fisiológico, colocamos un tapón estéril nuevo y limpiamos la llave de tres pasos usada, colocando una gasa estéril nueva alrededor de la llave.

Para finalizar, pasamos la sangre de la jeringa de extracción hacia los tubos necesarios, etiquetándolos y los enviaremos a laboratorio junto a la petición.

Por último, siendo un punto importante de recordar, volvemos a conectar las alarmas y haremos el cero de la arteria[23,26].

No olvidar, que en los tres casos debemos dejar constancia de la técnica en la hoja de enfermería.

      • Prevención de la flebitis.

La flebitis es uno de los problemas más frecuentes derivados de la inserción y mantenimiento de un catéter intravenoso para administración de diversos tratamientos o extracciones. Ésta causa una serie de alteraciones en el paciente que con frecuencia ocasiona aumento de la estancia y gasto hospitalario, a la vez de manifestar una deficiente calidad asistencial[28,29,30,31,32,33,34,35,36].

Se define flebitis[28] como "una induración o eritema con calor y dolor en el punto de entrada y/o trayecto de un catéter intravenoso".

Según la Infusion Nurses Society (2000)[28], la flebitis se definiría como "la inflamación aguda de la mucosa interna de la vena, caracterizada por dolor y sensibilidad a lo largo de su trayecto, enrojecimiento e hinchazón y calor que se puede sentir en el sitio de inserción".

Para evitar la aparición de flebitis, es importante formar al profesional sanitario sobre las técnicas asépticas de inserción, la vigilancia de las vías y sobre la unificación de criterios o creación de protocolos en torno al manejo positivo de las vías.

Uno de los puntos a seguir por el profesional sanitario, será el reconocimiento de signos de flebitis, los cuáles cursan con un cuadro clínico variado, por ello deberemos tener en cuenta la información transmitida por el paciente como sería el dolor o enrojecimiento y la valoración diaria de los catéteres para su correcto cuidado o retirada del mismo[28,29,30,31,32,33,34,35,36]..

Según la etiología, la flebitis puede diferenciarse en mecánica, química o infecciosa[28.]

- Flebitis mecánica o traumática.

Se produce flebitis mecánica cuando se dan factores como la inexperiencia del profesional que realiza la técnica, el uso de un catéter de gran calibre en una vena pequeña o por la incorrecta fijación de éste.

- Flebitis química o por infusión.

La flebitis química aparece como respuesta a la administración de fármacos, normalmente ácidos o con mayor osmolaridad. Además influye la velocidad de infusión, del material del catéter o el tiempo que se ha usado éste.

- Flebitis infecciosa.

Se debe a una infección normalmente bacteriana debido a factores como fallo en la asepsia, higiene de manos escasa, exceso de manipulación del sitio de inserción, fijación incorrecta o valoraciones no frecuentes.

Para poder prevenir o detectar la flebitis, es imprescindible conocer los signos o síntomas que la acompañan, y para ello los citaremos en los anexos.

Para una mayor información sobre los signos y síntomas de flebitis *(Véase Anexo 6)*[29,31.]

Existe una escala visual que nos ayuda en la valoración de la flebitis y nos facilita su clasificación, para su correcto tratamiento. Podemos observar la escala de Maddox en los anexos.

Para una mayor información *(Véase Anexo 7)*[30.]

A continuación, describiremos una serie de actividades dirigidas a la prevención de la flebitis.

o Higiene de manos adecuada.

Previamente a la canalización de una vía venosa se debe realizar un correcto lavado de manos, de igual forma que realizaremos ante la manipulación del catéter o sistemas de infusión-perfusión.

A su vez, es necesaria la utilización de guantes, estériles o no, dependiendo de la técnica a realizar.

o Limpieza y desinfección del punto de venopunción o lugar de inserción de catéter.

Previa a la inserción del catéter o venopunción, se deberá limpiar la zona elegida con una solución antiséptica haciendo círculos desde el interior hacía la periferia, dejando secar durante un minuto.

Recordar que una vez desinfectada la zona, no se deberá volver a tocar o palpar la zona sin desinfectar la mano y volviendo a desinfectar correctamente la zona nuevamente.

o Cuidados y mantenimiento del catéter.

En el caso de que un paciente posea un catéter, se deberán realizar ciertos cuidados específicos para favorecer el correcto mantenimiento de éste.

El reemplazo de los catéteres se deberán realizar cada 5 días, si no ha habido necesidad de sustituirlo anteriormente, para prevenir el riesgo de infección o flebitis; y antes de reemplazarlo por uno nuevo, debemos valorar la necesidad de canalización de un nuevo catéter, ya que si el tratamiento no precisase una vía intravenosa pues procederíamos a la retirada sin nueva canalización.

Entre los cuidados debemos tener en cuenta la fijación del catéter, ya que deberá permanecer lo más fijo posible para evitar las movilizaciones excesivas del catéter; para ello se fijará el catéter tras su inserción con un apósito adhesivo como podría ser el Tegaderm I.V.; tras lo cual, colocaremos un esparadrapo para sujetar la alargadera o llave de tres pasos.

Para una mayor información *(Véase Anexo 8).*

Cada turno, se valorará el punto de inserción a través del apósito adhesivo, de forma que se valoren signos de alarma como eritema, dolor, supuración o induración palpable; a su vez se valorará el estado del apósito para considerar el cambio de éste si se encontrase húmedo o despegado, ya que favorecería la proliferación microbiana o la incorrecta fijación del catéter.

Otro de los aspectos relevantes sería el mantenimiento de la permeabilidad del catéter, el cual mantendremos permeable con el lavado con 5 ml de suero salino al 0'9% después de cada uso o al menos una vez cada turno.

En caso de que el apósito y el punto de inserción estén en correctas condiciones, se protocolizará el cambio de apósito adhesivo transparente cada 5 días y el cambio de apósito de gasa cada 48-72 horas. A su vez, se recomienda el cambio de catéter, con su siguiente inserción en otro punto, cada 5 días.

o Manejo de los equipos de infusión

Es importante limitar en lo posible el número de llaves de tres pasos que colocamos, debido a que serían más puntos de entrada de microorganismos y colocar en cada llave o punto de infusión un tapón estéril o bioconector.

Los sistemas de infusión, las llaves de tres pasos y bioconectores deberán ser cambiados cada 72 horas, todo el equipo por completo; y/o siempre que estén sucios, además cuando canalicemos una nueva vía se deberán utilizar equipos nuevos.

Se recomienda limpiar los accesos de los bioconectores con antiséptico antes de cada uso para evitar la entrada de microorganismos que se encontrasen en su superficie.

En algunos servicios, está protocolizado el uso de Dosifix para la administración de medicación, éstos serán cambiados cada 4 días y siempre teniendo en cuenta las interacciones entre los fármacos que administremos.

Los sistemas de infusión de nutriciones parenterales se deberán desechar diariamente y los sistemas de transfusión sanguínea se desecharán una vez terminada la infusión.

- o Educación para la salud acerca del catéter.

En el caso de poseer un catéter, el paciente debe estar informado sobre el uso que se le va a dar para poder instruirlo en materia de manejo y cuidado de la vía intravenosa.

Se hará hincapié en los cuidados específicos que debe tener el paciente respecto al catéter, como sería el cuidado durante la higiene para evitar que se moje, informarle de la limitación de movimientos para evitar la retirada accidental e informar al paciente sobre los posible signos que sugieran infección para que proceda a avisar al personal sanitario.

- • Signos universales de infección.

Existen diversos signos y síntomas de infección, los cuáles debemos conocer para prevenirlos y para actuar contra la infección en caso de que aparezcan estos signos[37,38].

Los signos o síntomas son variables según la localización y el tipo de microorganismo invasor. Entre los signos o síntomas podemos encontrar[37,38]:

- Fiebre.
- Escalofríos y sudores.
- Enrojecimiento, dolor, inflamación o eritema en heridas o catéter venoso.
- Exudado.
- Absceso.
- Tos.
- Dolor de garganta o úlceras en la boca.
- Dificultad para respirar.
- Inflamación de ganglios linfáticos.
- Ardor o dolor al orinar.
- Urgencia ante la micción.
- Poliuria.
- Disuria.
- Secreción vaginal anormal o irritación vaginal.
- Diarrea.

- Vómito.
- Dolor.

Ante la presencia de alguno o varios de estos signos o síntomas, nos pondremos alerta y valoraremos la posibilidad de que exista una infección, para poder tratarla lo antes posible.

Lo ideal es la prevención de la infección mediante diversas actividades o protocolos, pero en el caso de aparecer, la diagnosticaremos, clasificaremos según su localización y actuaremos contra ella de forma inmediata.

- Normas de conservación, preparación y administración segura de fármacos.

El Servicio de Farmacia de cada hospital es el encargado de almacenar y distribuir la medicación diaria de cada paciente, prescrita previamente por el médico.

Una vez transportada la medicación a la Unidad correspondiente, es tarea de la enfermera almacenar, conservar y administrar tal medicación de forma correcta para evitar efectos adversos.

– Almacenamiento y conservación de medicación.

Toda medicación debe conservarse bajo condiciones idóneas que impidan su alteración y poder conseguir su máxima eficacia; por ello nuestro objetivo es conservar en unas condiciones de almacenamiento seguras que garanticen el mantenimiento de las características y la integridad del fármaco.

El mantenimiento incorrecto de los medicamentos o materiales pueden conllevar a problemas relacionados con la efectividad, con la pérdida de actividad del fármaco y con problemas de seguridad, con la consiguiente aparición de efectos adversos o secundarios.

En cada unidad encontraremos un botiquín o carro de medicación en el cual se encuentra la medicación necesaria para cada paciente por turnos. Este botiquín o carro deberá estar situado en un sitio limpio, seco, fresco que no sobrepase los 25° y debe estar protegido de una fuente directa de luz o calor. Este carro deberá ser accesible a los profesionales sanitarios y no accesibles para pacientes o familiares que se encuentre por la unidad[39,40,41,42,43].

– Normas generales de almacenaje.

A continuación os expondremos unas reglas básicas comunes para todas las unidades que están dirigidas al almacenaje de la medicación.

La medicación se conservará en un lugar cerrado, seco, protegido de la luz y del calor, manteniéndose a temperatura ambiente (máximo de 22-25°C), normalmente en los carros de medicación y en los stocks de cada unidad.

Tanto la medicación termolábil como la fotosensible será almacenada de forma específica, de forma que la termolábil será almacenada en los frigoríficos con una temperatura de entre 2-8°C, mientras que la fotosensible deberá permanecer en sus envases originales (vidrio o blíster opaco) para protegerlos de la luz.

Como protocolo destacaremos la necesidad de registrar la temperatura (máxima y mínima) del frigorífico en cada turno por parte del equipo de enfermería o de auxiliares, para comprobar así que se mantiene las condiciones de refrigeración necesarias para la medicación termolábil.

Recordar que al extraer la medicación fotosensible de su envase original para la administración, deberemos acondicionarlo con bolsas o papeles opacos para protegerlos de la luz.

En los stocks de cada unidad se dispondrán de estanterías ordenadas según la forma de administración, por orden alfabético en las que se almacenarán y ordenarán los medicamentos de forma que estén debidamente ordenados, etiquetados-identificados, fechados y cerrados. Se recomienda ordenar a su vez, aparte de por nombre alfabético, por fecha de caducidad, así encontraremos más cercanos los de fechas más próximas a caducar y poder emplearlos primero. Recordar que en un mismo espacio físico o cajetín no mezclaremos diversos principios activos, formas farmacéuticas ni dosificación para evitar errores, por lo que se prefiere tener más cajetines. Ejemplo de cajetín: Cajetín 1: Enalapril vía oral de 2,5 mg, Cajetín 2: Enalapril vía oral de 5 mg[39,40,41,42,43].

Para una mayor información sobre las normas específicas de conservación *(Véase Anexo 9)*[41,42.]

Los medicamentos estupefacientes o psicótropos deberán almacenarse de forma específica. Los estupefacientes deberán almacenarse bajo unas medidas de seguridad en un armario o estantería con llave, el cual sólo sabrá abrir el personal sanitario, y se deberán registrar los movimientos de éstos en el libro u hoja dedicada al registro adecuado de la salida de estupefacientes, dejando anotado la dosis, forma de administración, hora de salida/administración, el paciente que lo recibe y el profesional autorizado. Los psicótropos por su parte deberán ser almacenados a parte del resto de la medicación aunque no es necesario su almacenaje bajo medidas de seguridad con llave.

En cuanto a las pomadas, cremas o soluciones orales, deberán ser conservadas en el frigorífico y desechadas pasado 1 mes desde la apertura.

La medicación caducada, deteriorada o sobrante se devolverá al Servicio de Farmacia para su correcta eliminación.

– Preparación de medicación.

Los fármacos pueden darse en varias presentaciones que necesitan una preparación previa, como son las ampollas y los viales.

En los casos de medicación ya preparadas como son el caso de la medicación oral, colirios, pomadas o diluciones ya preparadas, nos encargaremos de comprobar su correcto estado para su correcta administración pero no necesitarán ser preparados. Aunque existen casos en los que es necesario triturar o diluir algunas medicaciones por prescripción médica[39,40,44,45].

    o Ampollas.

En el caso de encontrarnos ante una ampolla, nos lavaremos las manos y nos colocaremos los guantes.

Seguidamente la colocaremos en posición vertical y con la ayuda de una gasa romperemos el cuello de la ampolla haciendo presión con nuestro pulgar e índice.

A continuación, cogemos una jeringa con una aguja de carga y la introducimos en el interior de la ampolla para aspirar su contenido.

Tras esto, reservaremos la jeringa en caso de administrar directamente junto a una nueva aguja seleccionada según la vía de administración; o introduciremos la medicación de la aguja en un vial de suero para su administración endovenosa por sistema de infusión.

    o Viales.

En el caso de encontrarnos ante un vial, nos lavaremos las manos y nos colocaremos los guantes.

Existen varios tipos de viales, existen los que viene acompañados por los líquidos para su dilución y los que no, y además existen otros viales como los de la insulina que ya vienen preparados.

Si nos encontramos ante viales ya preparados, introducimos la jeringa con la jeringa de carga mientras mantenemos el vial hacia abajo y aspiramos la dosis prescrita, es importante al final de la aspiración, purgar el aire que contenga la jeringa. Tras ello, reservamos la jeringa y colocamos una nueva aguja a expensas de administrar tal medicación.

Si nos encontramos ante un vial sin el disolvente para su preparación, cogemos el disolvente que sea más propio para su preparación, ya sea suero fisiológico o glucosado. Extraemos el suero con la jeringa y la aguja de carga la cantidad necesaria para la dilución de la medicación. Una vez cargada la jeringa, colocamos hacia abajo el vial e introducimos la aguja de carga junto a la jeringa con el líquido para la dilución. A continuación, lentamente introducimos el líquido de la jeringa dentro de vial de forma que se diluya completamente la medicación dentro del vial. Importante recordar que no debemos agitar los viales para que se diluyan más rápido ya que algunos pueden precipitar. Una vez diluido, se aspira el contenido con la jeringa y la aguja de carga y reservamos a expensas de introducir en algún suero o administrar directamente.

Si nos encontramos con un vial que viene acompañado junto a su disolvente, pues romperemos la ampolla del disolvente tal y como hemos expuesto en el punto anterior y aspiramos con la jeringa y aguja de carga el contenido que contenga la ampolla del disolvente. Una vez extraído el contenido, lo introducimos en el vial de forma que se diluya correctamente la medicación. Importante no agitar los viales para evitar que precipiten. Una vez diluido por completo, se aspira el contenido del vial con la jeringa y aguja de carga y reservamos a expensas de introducir en suero o administrar directamente.

– Administración de medicación.

La administración de fármacos es un proceso constituido por una serie de etapas y si en cualquiera de ellas se produce una alteración en la ejecución, produciría un error o en el peor de los casos un efecto adverso.

Los fármacos serán administrados según la prescripción médica en la que debe incluir el paciente, nombre del fármaco, dosis, vía de administración y horario fijado.

Una vez conocido el fármaco y la dosis, se procede a su preparación y reconstitución, basándonos en el cálculo de las dosis necesarias y la reconstitución recomendada por el fabricante, normalmente en sueros fisiológicos o glucosados al 5%, debiendo saber qué tipo de medicación se reconstituye en sueros de 100 ml, 250 ml, 500 ml o en bolus, al igual de conocer los fármacos que vienen acompañados por su propio disolvente. Es importante conocer el tipo de medicación para saber cómo debemos administrarla, si en bolus o en administraciones de suero rápidas o lentas, con o sin bomba.

Al preparar la medicación, se rotulará con la habitación del paciente junto al nombre del fármaco completo, sin usar abreviaturas. Se recomienda no rotular directamente sobre la jeringa o suero, sino colocar un papel de etiqueta pegado y ahí rotular con el rotulador permanente[39,40,45,46].

Antes de administrar el tratamiento se deberán tener en cuenta que se cumplan ciertos ítems los cuáles comprobaremos mediante checklist, conocido como la regla de los 5. Tales ítems serían:

o Paciente indicado.

o Fármaco correcto.

o Dosis correcta.

o Vía de administración correcta.

o Horario fijado correcto.

Tras la administración, se registrará la medicación administrada y en el caso de no administrarla se expondrá la causa por la que no se administró, y en el caso de medicación administrada "si precisa", se expondrá el motivo de su administración.

o Vía oral.

Es la vía de administración en la cual se le proporciona al paciente los fármacos de ingestión oral para su absorción por vía gastrointestinal.

Con la hoja de tratamiento y junto al cajetín del paciente, se procede a seleccionar la medicación que precisa en tal horario y depositamos las dosis necesarias dentro un vaso (previamente rotulado con el número de la habitación). En el caso de ser tableta, comprimido o cápsula se obtendrá la dosis prescrita, preferiblemente empaquetada en su envase original, y en el caso de precisar una dosis menor, cortar hasta obtener la dosis necesaria (las cápsulas no se cortan por lo que deberá subir la dosis exacta desde el Servicio de Farmacia). En el caso de ser un jarabe se agitará suavemente el envase para homogenizar el contenido, tras lo cual se vaciará la dosis prescrita en una jeringa o en el vaso medidor. Una vez preparada la medicación, volveremos a verificar mediante el checklist para comprobar la correcta preparación previa a la administración.

Para administrar medicación vía oral, se acude a la habitación del paciente con el tratamiento preparado, se identifica correctamente al paciente y se le ofrece la medicación junto a un vaso de agua. Acomodaremos al paciente en una postura ideal (Fowler) para facilitar la deglución del tratamiento y se le proporcionará líquido para ingerirlo. En el caso de personas con problemas en la deglución o dependientes, se tritura la medicación para facilitar la deglución[39,40,45,46].

Nos aseguraremos que el paciente toma la medicación y registramos el procedimiento - tratamiento administrado.

o A través de sonda nasogástrica.

Es la vía de administración mediante la cual se administra un tratamiento a través de una sonda nasogástrica por indicaciones médicas.

Se preparará previamente la medicación y se comprobará mediante el checklist los 5 ítems previos a la administración. Acudimos a la habitación del paciente, lo identificamos correctamente e informamos sobre el procedimiento, colocando al paciente en un ángulo de 30 grados para evitar reflujos o aspiración. Nos colocamos los guantes y procedemos a la técnica.

Antes y después de la administración del fármaco se deberá introducir 50 ml de agua para eliminar los residuos alimenticios y asegurar que no queden restos del tratamiento en la sonda. En el caso de tener que administrar varios medicamentos, no deberemos administrarlos juntos sino uno a uno lavando la sonda con 5-10 ml de agua entre cada uno. Recordaremos que los tratamientos que irriten la mucosa digestiva los deberemos diluir con 50 ml de agua para su correcta administración.

Recordar no mezclar ni añadir la medicación a la fórmula de la nutrición enteral para evitar interacciones.

Tras el procedimiento, nos quitaremos los guantes y realizaremos la correcta higiene de manos, tras la cual registraremos la técnica y la correcta administración del tratamiento[39,40,45,46].

o Vía sublingual.

Es el procedimiento por el cual se administra una medicación debajo de la lengua del paciente para conseguir una absorción a través de la mucosa oral, que permite una mayor rapidez de absorción en ciertos medicamentos y en ciertos casos prescritos.

Con la hoja de tratamiento y junto al cajetín del paciente, se procede a seleccionar la medicación que precisa en tal horario y depositamos las dosis necesarias dentro un vaso (previamente rotulado con el número de la habitación). Revisaremos mediante el checklist la correcta preparación.

Acudimos a la habitación con el tratamiento preparado, se identifica correctamente al paciente y se le proporciona la medicación, informando previamente cómo se debe tomar, y colocaremos o se colocará el paciente la medicación bajo la lengua manteniéndola unos tres minutos hasta su disolución sin tomar líquidos junto al tratamiento.

Nos aseguramos que el paciente toma la medicación y registramos el procedimiento – tratamiento administrado[39,40,45,46].

o Vía inhalatoria.

Es la vía de administración mediante la cual se administran tratamientos a través de la mucosa respiratoria en forma de microgotas pulverizadas mediante inhaladores.

En caso de tratamiento de nebulización se prepara previamente la dosis prescrita y se realiza checklist para su comprobación. Acudimos a la habitación del paciente, lo identificamos correctamente e informamos sobre el tratamiento, acomodando al paciente en posición de Fowler. Cogemos la mascarilla en la cual se introduce el tratamiento prescrito junto a unos 5 cc de suero fisiológico, se conecta a la red de oxígeno o aire comprimido, ajustamos la mascarilla a la cara del paciente de forma que no haya fugas ni produzca úlceras y regulamos el flujo a 5-6 L hasta observar la vaporización de la solución. Informamos al paciente de la necesidad de respirar con normalidad para su correcta administración. La nebulización se administrará durante unos 10 minutos o hasta que se observe que se ha acabado la solución de la mascarilla o deja de salir aire vaporizado. Por último secamos y limpiamos la mascarilla, conservándola en buen estado en la habitación del paciente. Se recomienda cambiar de mascarilla cada día o en casos de suciedad evidente o daño de la mascarilla.

En caso de inhalador, se acude a la habitación del paciente con el inhalador o en muchas ocasiones, el paciente posee el propio inhalador en la habitación. Una vez en la habitación, identificamos correctamente al paciente e informamos sobre el procedimiento. Se agitará previamente el inhalador para homogenizar su contenido y colocarlo en la posición invertida. Acomodaremos al paciente en posición de Fowler y le pediremos que introduzca la boquilla del inhalador en su boca y presione con los labios, inclinando ligeramente la cabeza hacia atrás, espirando lenta y profundamente e inspirando lentamente por la boca hasta llenar los pulmones a la vez que se pulsa el dosificador del inhalador, informa al paciente que mantenga el aire inspirado alrededor de unos 10 segundos. Se repetirá el proceso según la indicación médica. Por último se limpia y seca el inhalador e indicamos al paciente que se enjuague la boca.

En caso de inhalación con aerocámara, se agitará previamente el inhalador para homogenizar su contenido y se coloca la boquilla del inhalador en la aerocámara. Acomodaremos al paciente en posición de Fowler y le pediremos que coloque su boca alrededor de la boquilla de la aerocámara y se efectúa la pulsación del dosificador indicando al paciente que realice una inspiración profunda del aire de la cámara o que realice 5 – 6 inspiraciones manteniendo el aire inspirado durante unos 10 segundos. Por último se limpia y seca la aerocámara e indicamos al paciente que se enjuague la boca.

En todos los casos se deberá observar la correcta realización de la inhalación o nebulización y su posterior registro de administración del tratamiento[39,40,45,46].

o   Vía ótica.

Es la vía de administración indicada para administrar medicación en el oído externo.

Con la hoja de tratamiento y junto al cajetín procedemos a seleccionar la medicación que precisa en tal horario, comprobando mediante el checklist. Acudimos a la habitación del paciente y realizamos una correcta identificación de éste, informando sobre el procedimiento que vamos a realizar mientras que nos colocamos los guantes.

Colocamos al paciente en decúbito lateral con el oído afectado al descubierto y traccionamos el pabellón auditivo suavemente hacia la zona posterior de la cabeza, en el caso de encontrarnos el pabellón sucio, lo limpiaremos suavemente con la ayuda de una gasa o torunda con suero fisiológico, tras esto, procederemos a instilar las gotas indicadas colocando el cuentagotas a 1 cm del canal auditivo y manteniendo fija la cabeza del paciente. Indicaremos al paciente que deberá permanecer unos 3-5 minutos en esa posición para que la instilación de las gotas sea efectiva. Tras estos minutos, se procederá a realizar la misma técnica en el otro oído si fuese necesario[39,40,45,46].

Tras ello, registraremos el procedimiento y la correcta administración del tratamiento.

o   Vía oftálmica.

Es la vía de administración indicada para la absorción a través de la conjuntiva ocular, pudiéndose dar en forma de colirio o ungüento.

Con la hoja de tratamiento y junto al cajetín procedemos a seleccionar la medicación que precisa en tal horario, comprobando mediante el checklist. Acudimos a la habitación del paciente y realizamos una correcta identificación de éste, informando sobre el procedimiento que vamos a realizar mientras que nos colocamos los guantes. A continuación, acomodamos la postura del paciente de forma que facilite la administración de la medicación. Primero, limpiamos los párpados y las pestañas desde dentro hacia fuera con suero fisiológico en una gasa o torunda para conseguir limpiar cualquier resto de secreción. A continuación indicamos al paciente que fije la mirada hacia arriba e incline la cabeza hacia atrás de forma que podamos traccionar la piel del pómulo para dejar al descubierto el saco conjuntival inferior.

En el caso de administrar un colirio, mantendremos el frasco cerca del ángulo externo del ojo, sin dejar que la punta entre en contacto con la conjuntiva, y procedemos a instilar el número indicado de gotas sobre el saco conjuntival del paciente, soltando a continuación el párpado para que el paciente pueda parpadear y así distribuir la medicación por todo el ojo.

En el caso de administrar un ungüento, lo aplicaremos desde el ángulo interno hacia el externo sin dejar que el tubo entre en contacto con el ojo. Tras su administración soltaremos el párpado inferior del paciente para que mantenga 1-2 minutos cerrados los ojos[39,40,45,46].

Para finalizar tras ambos casos, registraremos el procedimiento y la correcta administración del tratamiento.

    o Vía tópica.

Es la vía de administración indicada para los tratamientos de absorción por vía cutánea.

Con la hoja de tratamiento y junto al cajetín del paciente, se procede a seleccionar la medicación que precisa en tal horario y extraemos la cantidad necesaria, realizando el checklist para su comprobación. Acudimos a la habitación del paciente para informar sobre el procedimiento y realizando una correcta identificación.

Procederemos a acomodar al paciente en la postura ideal dependiendo del lugar de administración, nos colocamos guantes, limpiamos y secamos la zona si fuese necesario y aplicamos una capa delgada de crema o loción, expandiéndola por la zona afectada realizando un masaje local hasta que observemos absorción de la crema[39,40,45,46].

Por último, registramos el procedimiento y administración de tratamiento.

    o Vía rectal.

Es la vía de administración indicada para la administración de pomadas y supositorios para la absorción a través de la mucosa rectal, además para realizar la administración de enemas.

Con la hoja de tratamiento y junto al cajetín del paciente, se procede a seleccionar la medicación que precisa en tal horario junto a los materiales que necesitemos para realizar tal procedimiento y realizamos la comprobación mediante checklist. Acudimos a la habitación del paciente y realizamos la correcta identificación de éste, informando sobre el procedimiento que vamos a realizar y buscando la intimidad y privacidad para tal técnica.

A continuación se posiciona al paciente en la posición de Simms, es decir, en decúbito lateral izquierdo. Previamente a la realización de la técnica, nos colocaremos los guantes y administraremos lubricante en el ano del paciente o en la medicación, ya sea lubricando el supositorio, el tubo de la pomada o el tubo del enema.

En el caso de administrar un supositorio, pediremos al paciente que respire profundamente mientras que introducimos suavemente el supositorio en el recto con el extremo cónico apuntando a la zona abdominal inferior. Deberemos recordar al paciente que debe aguantar la urgencia de realizar la deposición durante unos 2-3 minutos, por lo que lo ayudaremos presionando ambos glúteos. Tras estos minutos el paciente podrá defecar, informándole de que si es muy urgente y no puede llegar al WC, se colocará pañal o cuña para evitar caídas.

En el caso de administrar una pomada rectal, introduciremos suavemente el aplicador (previamente lubricado) en el recto en dirección a la zona abdominal inferior y presionamos sobre el tubo para extraer lentamente el contenido en la zona. Tras esta aplicación, retiramos lentamente el aplicador y limpiamos el ano para limpiar el exceso de pomada.

En el caso de administrar un enema, tras colocar al paciente en la posición de Simms, colocaremos varios empapadores bajo la zona de los glúteos por si existe una urgencia tras la administración. Tras haber lubricado la sonda o el aplicador, solicitamos al paciente que respire profundamente e introducimos suavemente la sonda (10 cm aproximadamente) o aplicador en el recto. Tras la introducción, procederemos a instilar la solución lentamente, informando al paciente de la necesidad de aguantar el máximo tiempo posible ante la urgencia de defecar. Una vez introducida la solución se retirará lentamente la sonda o aplicador y recordaremos al paciente que debe esperar alrededor de 30 minutos antes de defecar para que realmente sea efectivo.

Tras la realización del procedimiento, nos quitaremos los guantes y realizaremos la higiene de manos.

Por último comprobaremos la correcta administración del tratamiento, en el caso de ser un supositorio o enema comprobaremos la efectividad o no de éste, y para finalizar, registraremos la técnica y la correcta administración[39,40,45,46].

    o Vía subcutánea.

Es la vía de administración indicada para volúmenes entre 0'5 a 2 ml, en los cuales se absorberá a través del tejido conjuntivo.

Con la hoja de tratamiento y junto al cajetín del paciente, se procede a seleccionar la medicación que precisa en tal horario junto a los materiales que necesitemos para realizar tal procedimiento y realizamos la comprobación mediante checklist. Acudimos a la habitación del paciente y realizamos la correcta identificación de éste, informando sobre el procedimiento que vamos a realizar.

A continuación nos colocamos los guantes y acomodamos al paciente en una posición que deje la zona de punción accesible y a la vez sea cómoda para el paciente. Limpiamos la zona de punción con una gasa con alcohol y cogemos un pliegue en el cual insertaremos la aguja con el bisel hacia arriba en un ángulo de 45-90 grados (dependiendo del largo de la aguja y volumen del tejido graso). Tras la introducción de la aguja, aspiramos un poco para comprobar que no refluye sangre, y tras la comprobación, procedemos a inyectar lentamente el tratamiento. Retiraremos con un movimiento rápido la aguja y cubrimos el sitio de punción con una tirita o apósito.

Para finalizar, eliminamos el material punzante en su recipiente correspondiente, nos retiramos los guantes y realizamos una correcta higiene de manos, terminando con el debido registro del procedimiento y correcta administración del tratamiento[39,40,45,46].

    o Vía intramuscular.

Es la vía de administración en la cual se administran volúmenes de hasta 5 ml y la absorción se realiza a través del tejido muscular, teniendo la ventaja de ser una vía de administración más rápida frente a la cutánea.

Con la hoja de tratamiento y junto al cajetín del paciente, se procede a seleccionar la medicación que precisa en tal horario junto a los materiales que necesitemos para realizar tal procedimiento y realizamos la comprobación mediante checklist. Acudimos a la habitación del paciente y realizamos la correcta identificación de éste, informando sobre el procedimiento que vamos a realizar. Nos colocamos los guantes mientras que acomodamos al paciente en la postura ideal para la administración del tal tratamiento.

A continuación, limpiamos la zona a de punción con una gasa con alcohol desde dentro hacia la periferia e insertamos la aguja en un ángulo de 90 grados mediante un movimiento rápido. Aspiramos suavemente para comprobar que no refluye sangre, y tras esta comprobación, inyectamos lentamente la dosis indicada. Tras la administración, se retira la aguja con un movimiento rápido y presionamos el punto de punción con una gasa seca durante alrededor de 1-2 minutos.

Para finalizar, eliminamos el material punzante en su correspondiente recipiente, nos retiramos los guantes y realizamos la correcta higiene de manos. Por último, registraremos el procedimiento y la correcta administración del tratamiento[39,40,45,46].

o Vía intravenosa.

Es la vía de administración indicada para absorción a través del torrente sanguíneo mediante un catéter endovenoso. El tratamiento puede administrarse mediante administración directa o bolus, perfusión continua o intermitente, perfusión a gotas o perfusión en bomba.

Con la hoja de tratamiento y junto al cajetín del paciente, se procede a seleccionar la medicación que precisa en tal horario junto a los materiales que necesitemos para realizar tal procedimiento y realizamos la comprobación mediante checklist. Acudimos a la habitación del paciente y realizamos la correcta identificación de éste, informando sobre el procedimiento que vamos a realizar y colocándonos los guantes para esta técnica.

Informaremos al paciente sobre la necesidad de colocarse en una posición ideal para la correcta administración del tratamiento ya sea en la cama o en el sillón. Tras esto, localizaremos la vía venosa que porta el paciente para la administración.

En el caso de poseer un tapón en la vía venosa, se retira éste, se comprueba la permeabilidad, se inyecta el tratamiento y se inyecta suero fisiológico para dejar la vía venosa permeable, tras lo cual volvemos a colocar el tapón.

En el caso de poseer un bioconector en la vía venosa, se procede a introducir el tratamiento a través de este y tras ello se inyecta suero fisiológico para dejar la vía venosa permeable.

En el caso de que el paciente se encuentre con una perfusión continua, se procederá a cerrar la llave de paso que da acceso a la perfusión y a través de uno de los accesos disponibles de la llave de tres pasos se procederá a inyectar el tratamiento indicado según la indicación. Tras finalizar la administración, se realiza una limpieza con suero fisiológico para dejar la vía permeable y se abre de nuevo la llave de tres pasos que daba acceso a la perfusión, comprobando que ésta se reinicia y que posee la velocidad indicada.

En el caso de que el paciente se encuentre bajo una administración con bomba de infusión, se pausará tal administración, para cerrar la llave de tres pasos y a través de unos de los accesos disponibles se procederá a inyectar el tratamiento según la indicación y dejando la vía venosa permeable. Tras tal administración se volverá a reiniciar la infusión por bomba que poseía el paciente, comprobando la correcta programación de ésta. Si la administración se debiera realizar mediante bomba, purgaríamos el sistema de infusión dejándolo sin aire, insertaremos el equipo en la bomba, encendiéndola y programaremos el volumen, velocidad y tiempo para la administración de tal tratamiento, conectando el equipo a la llave de tres pasos e iniciando la perfusión.

Tras la administración endovenosa, procederemos a eliminar correctamente en sus recipientes los materiales punzantes. Nos retiraremos los guantes y realizaremos la correcta higiene de manos.

Para finalizar, registraremos el procedimiento y la correcta administración del tratamiento.

Es importante tener en cuenta que tras la administración de cualquier tratamiento, sobre todo por vía endovenosa, deberemos observar la reacción del paciente para prevenir posibles efectos adversos derivados del tratamiento[39,40,45,46].

5.2. LESIÓN FÍSICA: PROTOCOLO DE PREVENCIÓN DE CAÍDAS Y MANEJO AMBIENTAL.

- Protocolo de prevención de caídas.

Se define caída como la pérdida de soporte o equilibrio de la persona que la precipita al suelo en contra de su voluntad, y se debe a múltiples causas, diferenciadas en causas intrínsecas (relacionadas con la persona) o extrínsecas (relacionadas con el entorno).

Las caídas de pacientes ingresados suponen un problema de salud tanto para el paciente como en costes institucionales ya que estas caídas producen: discapacidad temporal o permanente, aumento de la estancia hospitalaria y/o complicaciones en el proceso de la enfermedad.

Cuando hablamos de la población diana propensa a sufrir caídas, nos referimos a personas mayores de 75 años o menores de 5 años, que padecen antecedentes tales como desorientación, trastornos mentales y/o personas que precisan ayuda o son dependientes para moverse[47,48,49,50,51,52,53,54,55,56,57].

Para una mayor información *(Véase Anexo 10)*[48,51,53,54].

Es importante realizar una valoración del riesgo para orientar nuestras intervenciones en los planes de cuidados. Cuando ingresa un paciente, debemos realizar la valoración del riesgo de caída que se incluirá como apartado en la Valoración de Enfermería al ingreso, y realizaremos reevaluaciones del riesgo cuando el paciente sufra alguna caída o tras cambios del estado a lo largo de la estancia hospitalaria, normalmente reevaluándolo cada turno.

Para realizar la valoración existen diversas escalas, entre las que destacaremos la Escala de Riesgo de Caídas (J.H.Downton), la Escala de

Morse y la escala pediátrica de Humpty Dumpty para niño hospitalizado.

En la Escala de J.H. Downton se valoran puntos como las caídas previas, tratamiento farmacológico, déficits sensoriales, estado mental y la deambulación; en el caso de una puntuación mayor a 2 nos indicaría que existe riesgo de sufrir alguna caída.

Para una mayor información *(Véase Anexo 11)*[48].

En la Escala de Morse se valorarán caídas previas, el diagnóstico secundario, si precisa ayuda en la deambulación, catéteres intravenosos, el estado del equilibrio y el estado mental; una puntuación entre 25-50 puntos indicaría un riesgo bajo de sufrir una caída, mientras que una puntuación mayor a 50 indicaría un alto riesgo de sufrirla.

Para una mayor información *(Véase Anexo 12)*[49].

En la escala pediátrica de Humpty Dumpty para niños hospitalizados se valorarán parámetros como la edad, el género, el diagnóstico, deterioro cognitivo, factores ambientales, cirugía-sedación y el tratamiento farmacológico. Una puntuación de 7-11 indicaría un riesgo bajo de sufrir caídas mientras que una puntuación mayor a 12 indicaría un riesgo alto de sufrirlas, en ambos casos se deberán tomar medidas específicas.

Para una mayor información *(Véase Anexo 13)*[58].

A continuación, tras valorar el riesgo de sufrir caídas, realizaremos una serie de intervenciones generales dirigidas a todos los pacientes para prevenirlas.

Para una mayor información *(Véase Anexo 14)*[48,50,51,53,54].

Además de las medidas generales que hemos expuesto en la tabla anterior, existen medidas específicas dirigidas a los pacientes que presenten un alto riesgo y que van dirigidas a la causa concreta que puede afectar o provocar el riesgo.

Para una mayor información *(Véase Anexo 15)*[48,50,51,53,54].

En el desafortunado caso de que la prevención no se haya realizado correctamente y el paciente sufra una caída, deberemos levantar al paciente cuidadosamente mientras que lo tranquilizamos, valorando el estado de éste y si fuese necesario, llamaríamos al médico de guardia.

Para una mayor información sobre la valoración y notificación de una caída *(Véase Anexo 16)*[48,51,53,54].

Tras la valoración y su correcta atención, registraremos la caída y las acciones que hemos dirigido hacia el paciente en la hoja de enfermería para adecuar los planes de cuidados; además de informar a la supervisora de turno y a los familiares del paciente sobre lo acontecido.

Tendremos en cuenta que durante las horas siguientes a la caída deberemos controlar el estado del paciente para evitar posibles complicaciones.

Por último incluiremos en los anexos un ejemplo de Plan de Cuidados de Enfermería para pacientes con riesgo de caídas, creado por el Hospital

General de Alicante[47,48,49,50,51,52,53,54,55,56,57].

Para una mayor información *(Véase Anexo 17)*[57.]

- Ambiente seguro.

Un entorno seguro satisface las necesidades básicas, reduciendo los riesgos físicos y la transmisión de microorganismos.

El manejo ambiental consiste en vigilar y actuar sobre el ambiente físico o entorno que rodea al paciente y profesional para fomentar la seguridad y ofrecer un ambiente libre de riesgos para prevenir caídas.

Para buscar un ambiente seguro se deberán cumplir una serie de condiciones las cuales buscaremos proporcionar y explicaremos a continuación.

Uno de los aspectos a tener en cuenta serían las camas de los pacientes, que mantendremos en una posición baja y frenada con las barandillas colocadas o no según la necesidad del paciente. En el caso de necesitar subir la posición de la cama para realizar algún cuidado o técnica, no olvidaremos bajarla para así evitar una posible caída. En pacientes orientados y al ingreso, deberemos explicar el funcionamiento del mando de la cama para ofrecerles adaptar la altura y la posición a su gusto para que la modifiquen según sus necesidades.

En cuanto a la habitación, deberemos cumplir los siguientes aspectos: iluminación adecuada, timbre accesible, habitación ordenada, espacio adecuado y colocación de ayudas mecánicas para la deambulación.

Mantendremos una iluminación adecuada para facilitar la visibilidad, durante el día con la luz natural que ofrecen las ventanas y al disminuir la luz natural y consigo la visibilidad, encenderemos la luz artificial, haciendo uso tanto de la luz del techo como de la luz del cabecero de la cama si fuese preciso. Es importante que durante las noches, mantengamos encendidas las luces de emergencia de la habitación o del baño, para ofrecer la visibilidad necesaria tanto del paciente por si quiere dirigirse al baño como para los profesionales que trabajan en la noche y necesitan ofrecer sus cuidados bajo una iluminación adecuada mínima.

Previo a abandonar la habitación del paciente, dejaremos al alcance de éste los objetos que vaya a precisar, como sería el timbre, el cual siempre debe estar accesible junto al dispositivo del control de luces, y los objetos básicos que pueda precisar tales como vasos, botellas de agua, botella para la micción, móviles, gafas, etc.

Recomendaremos al paciente tener la habitación ordenada con el mobiliario adecuadamente colocado y con las ayudas mecánicas para la deambulación accesibles al paciente.

Para los baños es recomendable el uso de duchas, con suelo antideslizante y colocación de barras de sujeción que ayuden de apoyo al paciente. Todo baño deberá disponer de un timbre de llamada a mano.

Los suelos de habitaciones, baños o pasillos serán antideslizantes y se recomienda el uso de zapatos cerrados con suela antideslizante. Además deberemos recordar no pasar por suelos mojados o resbaladizos, que se deberán encontrar correctamente señalizados para evitar así su paso[55,56,57].

5.3. PROTOCOLO DE CONTENCIÓN MECÁNICA.

Según bibliografía[59], "la contención mecánica o física es una medida terapéutica excepcional dirigida a la inmovilización parcial o generalizada de la mayor parte del cuerpo en un paciente que lo precise, para tratar de garantizar la seguridad de él mismo o de los demás". Se trata, además de una medida de último recurso cuando han fracasado otras alternativas, debido a que limita la libertad y autonomía de la persona, y será empleado durante el menor tiempo posible con un estricto control y seguimiento.

En el caso de que el paciente esté agitado o agresivo se debe notificar previamente al juzgado de guardia en las 24 horas del suceso. Cuando el riesgo es detectado por cualquier persona de la institución se informará inmediatamente al personal médico y de enfermería y a su vez éstos explicaran a la familia o tutor la necesidad de sujeción, implicaciones, riesgos, temporalidad y todos aquellos aspectos concernientes a este procedimiento[60].

- Indicaciones

En cuanto a las indicaciones generales son en caso de síndrome de abstinencia a sustancias psicoactivas, desbordamiento de los mecanismos adaptativos ante situaciones de estrés, episodios de desinhibición en el control de impulsos, y cuadros de déficit intelectivos. Concretamente está dirigido[61]:

- A la prevención de conductas de carácter impulsivo o intencionado que puedan causar algún daño tanto al propio paciente como a terceras personas cuando han fallado otros mecanismos.
- Riesgo de suicidio y de las lesiones autoinflingidas que demuestran inestabilidad emocional e insuficiente contención con otras medidas.
- Para la administración de medidas terapéuticas posterior a conductas inadecuadas ocasionadas por una alteración en el estado mental del paciente.
- Incluso cuando la propia persona pide ser contenida para evitar conductas agresivas hacia ella y hacia otros voluntariamente. En este caso se anotará el consentimiento informado y las medidas previas adoptadas, tiempo dedicado, así como la evolución en la historia clínica del paciente.

- Contraindicaciones:

En cuanto a las contraindicaciones podemos mencionar las siguientes[59]:

- Cuando existe desconocimiento del estado de salud del paciente afectado.
- Orden del médico de no realizar contención mecánica.
- Cuando haya otras posibles alternativas (medidas verbales y farmacológicas)
- En encefalopatía y cuadros confusionales que puedan disminuir la estimulación sensorial.
- Como castigo o respuesta a una transgresión, conducta molesta o por rechazo del tratamiento.
- Cuando haya ausencia de personal suficiente para realizar el procedimiento o cuando sea una situación peligrosa.
- Por conveniencia del equipo.

- Material necesario.

Serán instrumentos homologados con el propósito de salvaguardar la integridad física, psicológica y moral. El material estándar consta de alargaderas transversales y cortas, sujeciones para muñecas y tobillos, cinturón abdominal, llaves magnéticas y cierres/anclajes magnéticos[61].

- Procedimientos y cuidados en la contención mecánica.

En cuanto al procedimiento, el personal encargado de la contención deberá dar instrucciones verbales al paciente para que colabore y se tumbe en la cama. En el caso de que no colabore se procederá a reducirle y tumbarle en la cama para colocar adecuadamente la contención. Debe llevarse a cabo cada persona en una extremidad y otra en la cabeza, deberán girarle de espaldas sobre el suelo y sujetar al nivel de los hombros, antebrazos, y por encima de las rodillas y tobillos, evitando que se golpe o dañe. La sujeción que contemplamos es de dos tipos[59]:

- Sujeción completa: Se procede la inmovilización del tronco y cuatro extremidades.
- Sujeción parcial: Se produce la inmovilización del tronco y dos extremidades, así como colocación del cinturón abdominal. Debe tenerse en cuenta que las piernas se sujetarán extendidas y abiertas sujetándose por los tobillos, y los brazos deberán extenderse a lo largo del cuerpo y separados sujetándose por las muñecas.
- Sujeción en silla.

En cuanto a los cuidados más destacables en este procedimiento[61]:

- Proporcionar un ambiente confortable en la habitación del paciente, con monitorización y preferiblemente con cámara de vigilancia cerca del control de enfermería.
- El personal médico antes de la hora debe valorar el estado del paciente posterior a al inicio de la contención.
- El personal de enfermería valorará y registrará cada 15 minutos la respiración, estado de las partes del cuerpo, estado de percepción y pensamiento, comunicación y actitud y valoración de riesgos al menos cada 8 horas.

- Finalización de la contención mecánica.

La finalización de la contención mecánica tiene lugar tras una valoración conjunta médico-enfermera, de forma progresiva a medida que aumente el autocontrol por parte del paciente, normalmente se pasa de una contención total a una parcial y después a una supresión total. La contención durará el menor tiempo posible según cada situación, no debiendo superar las 72 horas. Deberá contemplarse en la hoja de órdenes médicas y en la hoja de enfermería, registrando fecha inicio, fin, consentimiento de familiar o tutor, y observaciones. Por último, es necesario hablar con el paciente tras el paso de la crisis para que pueda verbalizar y manifestar sus sentimientos al respecto de las medidas adoptadas[59].

5.4. PROTOCOLO Y NORMAS PARA LA ADMINISTRACIÓN SEGURA Y ELIMINACIÓN DE PRODUCTOS DE DESECHOS.

- Transfusión de sangre y hemoderivados.

La transfusión de sangre y de sus componentes es una práctica terapéutica importante y su no adecuado proceso puede traer consigo daños y/o riesgos elevados conllevando incluso a consecuencias mortales.

En este apartado consideramos tanto la sangre entera (SE), concentrado de glóbulos rojos (CGR), concentrado de plaquetas (CP), plasma fresco congelado (PFC), crioprecipitado (CRIO), sangre total reconstituida (STR).

Previamente a las indicaciones y normas de transfusión es necesario hacer un recordatorio sobre grupos sanguíneos receptorios compatibles[62]:

- Grupo 0: Sólo puede recibir grupo 0.
- Grupo A: Puede recibir grupo A y grupo 0.
- Grupo B: Puede recibir grupo B y grupo 0.
- Grupo AB: Puede recibir grupo AB, grupo, grupo B y grupo 0.
- Grupo Rh positivo: Puede recibir CGR factor Rh positivo y negativo.
- Grupo Rh negativo: Sólo puede recibir CGR factor Rh negativo.

A continuación abordaremos los pasos imprescindibles ante la transfusión de sangre y hemoderivados[63]:

- Debemos tener siempre presente que la transfusión no está exenta de peligros, por lo que antes de indicarla es necesario optar por otras medidas.
- Se trata de un tratamiento personalizado (edad, enfermedad, sintomatología, datos analíticos, entre otros).
- Se debe seleccionar el producto idóneo y la dosis mínima.
- Es necesario el consentimiento escrito y firmado del receptor de la transfusión.
- Se realizará la extracción de muestra pretransfusional en la que se colocarán códigos tanto en la petición de transfusión, en la copia de la petición de transfusión, en la pulsera, y tubo de hemograma y sistema de vacío o jeringa y aguja.
- En el caso de que el paciente sea de UCI o Urgencias se establecerá el protocolo de desconocidos de la unidad.
- Tras indicar la transfusión es necesario que el banco de sangre tenga una muestra del grupo sanguíneo del paciente correctamente etiquetado.
- Se debe comprobar las constantes vitales antes de la transfusión para evitar transfundir si el paciente presenta un cuadro febril, evitando de esta forma posibles riesgos.
- Antes de iniciar la transfusión el/la enfermero/a debe verificar la correcta identificación del receptor y el producto a transfundir (grupo sanguíneo). Tras ello, escribir nombre, apellidos, historia clínica y fecha en la pulsera transfusional.
- Toda transfusión se realizará con un filtro de 170 μm y debe suspenderse la medicación, con la salvedad de que si puede dejarse suero fisiológico sin ningún aditivo incorporado, primeramente se ajustará un ritmo lento y una vez verificada el correcto estado del paciente, éste se aumentará.
- Finalmente se registrará en la historia clínica la fecha, hora, tipo de transfusión, identificación del producto, n° de unidad, n° de muestra, destinatario, grupo del paciente, y posibles observaciones.

Como anteriormente mencionamos, una transfusión no está exenta de riesgos, entre los efectos inmediatos nos encontramos con reacciones alérgicas, reacciones anafilácticas, sepsis bacteriana, sobrecarga circulatoria, complicaciones por transfusión masiva, reacciones febriles no hemolíticas, reacciones hemolíticas por incompatibilidad eritrocitaria, hemólisis no inmunológicas, y edema pulmonar no cardiogénico. Entre los efectos retardados nos encontramos con transmisión de agentes infecciosos, enfermedad injerto contra huésped, reacciones hemolíticas tardías, y hemocromatosis secundaria[63].

- Eliminación de productos de deshechos.

Los residuos sanitarios son materiales procedentes de la actividad sanitaria que se eliminan una vez utilizados. Se dividen en los siguientes grupos, debiéndose prestar especial atención[64]:

- Residuos sanitarios asimilables a urbanos: Se trata de residuos que no han entrado en contacto con productos biológicos. Por lo que se desecharán en contenedores de reciclaje (vidrio, papel /cartón, material orgánico)[64].

- Residuos sanitarios no específicos: Se trata de residuos pertenecientes a material de cura, intervenciones, análisis, así como de secreciones y drenajes del sistema digestivo. Se hace necesario aplicar medidas en la recogida, manipulación, almacenamiento, así como en el transporte[64].

Se desecharán en contenedores de un solo uso, rígidos y homologados de color negro, con una capacidad de 30-60 litros y previamente etiquetado[65].

- Residuos sanitarios especiales o de riesgo: Son aquellos de más importancia puesto que pueden ocasionar un riesgo para la salud, por lo que es necesario aplicar medidas preventivas desde el proceso de recogida, hasta su eliminación. Contempla los residuos infecciosos, anatómicos, sangre y hemoderivados, agujas y material corto-punzante, así como vacunas[64].

Se desecharán en contenedores de un sólo uso, rígidos y homologados, de color amarillo y con la etiqueta de material corto-punzante, con una capacidad de 30, 10, 5, 3, y 1 litro. Los de menor capacidad se desecharán en un contenedor mayor[65].

- Residuos tipificados en normativas singulares: Se trata de residuos de trato específico como son los citostáticos, sustancias químicas, medicamentos, anatómicos humanos. Deben separarse del resto de residuos y desecharse en envases resistentes, señalizados y etiquetados para su depósito en contenedores específicos para cada tipo de estos materiales[64].

Se desecharán en contenedores de un solo uso, rígidos y homologados, de color azul y con la etiqueta de medicamentos tóxicos y citostáticos, con una capacidad de 30-60 litros[65].

5.5. CONFORT FÍSICO-PROTOCOLO DE MANEJO DEL DOLOR.

El dolor es definido por la Asociación Internacional para el Estudio del Dolor como una experiencia sensorial y emocional desagradable asociada a daño tisular real o potencial, que se describe en términos de daño[66,67].

En un primer lugar, es necesaria una clasificación del origen del dolor atendiendo a su duración y patogenia para poder aplicar posteriormente una valoración que llevará a medidas de confort físico mediante farmacología.

- Según su duración:
  - Dolor agudo: Tiene una duración limitada, menor a 30 días. Se caracteriza por un comienzo súbito e intenso. Aparece a consecuencia de lesiones tisulares que estimulan los nociceptores (receptores específicos del dolor) y desaparece cuando se cura la lesión[67].
  - Dolor crónico: Tiene una duración mayor a tres meses. Es continuo o recurrente y persiste más allá del tiempo normal de curación[67].

- Según su patogenia.
  - Dolor nociceptivo: Es producido por daño real a los tejidos, activando los nociceptores. Éstos pueden responder a estímulos como el frío, vibración, calor, estiramiento, así como a sustancias químicas liberadas por los tejidos en respuesta a la falta de oxígeno, la destrucción de los tejidos o la inflamación. Existen varios tipos, como el dolor somático (activación de nociceptores de tejidos superficiales y profundos como son la piel y huesos respectivamente) o visceral (activación de nociceptores de las vísceras[66,67].
  - Dolor neuropático: Es producido por lesión del sistema nervioso central o de vías nerviosas periféricas. Puede provocar este dolor cualquier proceso que dañe los nervios, como las afecciones traumáticas, isquémicas, infecciosas, metabólicas, tóxicas o inmunitarias. Suele estar ligado a procesos de dolor crónicos[66,67].

    o Mixto: Dolor nociceptivo y dolor neuropático.
    o Idiopático: No se encuentra la causa del dolor.

Una vez la clasificación, es necesaria una valoración del dolor, con el fin de identificar su etiología, correcto tratamiento y evolución, es significativo saber su localización, intensidad, así como duración del mismo[66].

Es importante destacar que existen una gran variedad de escalas de valoración del dolor, gracias a las cuales podemos llegar a medir cuantificativamente la percepción subjetiva del dolor por parte del paciente. La utilización rutinaria y sistemática de éstas nos sirve para evaluar el grado de éxito alcanzado con los analgésicos y cuidados en los procedimientos realizados. La escala utilizada dependerá de las circunstancias y condiciones del paciente. Las escalas con mayor validez en la práctica sanitaria son la Escala analógica-visual (EVA), su modificación y la escala numérica análoga (ENA)[66,68,69]:

- ‾ Escala analógica-visual (EVA): Consiste en enseñar la escala al paciente y que elija un número del 0 al 10 según la intensidad de dolor que sienta, donde cero significa que no existe dolor y 10 significa máximo dolor posible. Para una mayor información *(Véase Anexo 18)*[66,69].
- ‾ Escala analógica-visual (EVA) modificada: Es similar a la anterior pero con el aditivo de las caras de expresión.
- – Escala numérica análoga (ENA): Es una escala verbal donde se le solicita al enfermo que caracterice su dolor en escala del 0 al 10, donde cero corresponde a la ausencia de dolor y el 10 al máximo dolor posible. Puede ser hablada o escrita, lo que la hace más útil en pacientes críticos o geriátricos[69].

Existen tratamientos del dolor no farmacológicos (técnicas de relajación). Para una mayor información sobre técnicas de relajación *(Véase Anexo 19 y 20)* y farmacológicos (anestésicos locales, analgesia…)[69].

La OMS en 1986, introdujo los principios de administración a intervalos regulares, uso de una vía de administración apropiada e individualización del tratamiento, junto con el concepto de la "Escalera analgésica de tres peldaños" que corresponde a la farmacología (véase *Anexo 21)*[70], que puede ayudar a inclinarse por el medicamento correcto[67].

Es importante no olvidar durante intervenciones y su manipulación, evitar todo estímulo innecesario que pueda producir dolor.

6 SEGURIDAD

6.1. RIESGOS ASOCIADOS A AGENTES MECÁNICOS.

El riesgo de carácter mecánico es aquel que causa lesión o daño sobre el cuerpo del profesional, ya sea traumas, contusiones, ruptura, cortes. A continuación abordaremos los aspectos más importantes de este tipo de riesgo[71]:

* Cortes

Pueden producirse por el uso de material afilado y cortante como pueden ser botes de medicación, jeringas, agujas, bisturí. Ante este tipo de riesgo y riesgo de pinchazo pueden adoptarse medidas de prevención[71]:

   − Tener durante y después de su utilización, así como en los procedimientos de limpieza y eliminación.
   − En caso posible se deben sustituir por instrumentos de seguridad.
   − No encapsular agujas ni objetos cortantes ni punzantes ni someterlas a ninguna manipulación.
   − Los objetos punzantes y cortantes deberán ser depositados en contenedores apropiados con tapa de seguridad y ser colocados próximos al lugar de trabajo.

* Caídas

Las caídas son las principales responsables de lesiones osteomusculares, por lo que para prevenirlas es fundamental el uso de un calzado cerrado con suelas que favorezcan la adhesión y sujeción al suelo. Así como evitar caminar por suelo mojado prestando especial atención a los carteles de advertencia[71].

6.2. RIESGOS ASOCIADOS A AGENTES BIOLÓGICOS.

El riesgo de carácter biológico se caracteriza por la exposición a bacterias, virus, parásitos, esporas, cultivos celulares humanos y agentes biológicos que contienen priones y toxinas[71]. El riesgo biológico es uno de los más importantes en el personal sanitario, y un reto constante al que afrontar en su práctica diaria. Por lo que abordaremos las siguientes precauciones universales:

- Uso de Mascarilla, protección respiratoria, y protección ocular.

Es necesario usar protección durante la realización de procedimientos y cuidados al paciente que puedan originar salpicaduras de diversos fluidos corporales (sangre, secreciones, excreciones). En cuanto al uso de éstos seguiremos las siguientes recomendaciones[72]:

- Colocar la mascarilla adecuadamente ajustada nariz-boca.
- Usar protección ocular en caso de riesgo de salpicadura a los ojos.
- Usar mascarilla quirúrgica en pacientes con infección de transmisión por gotas.
- Usar mascarilla de alta eficacia en transmisión área.

- Uso de guantes.

Es necesario el uso de guantes antes, durante y después de cualquier procedimiento o cuidado, teniendo en cuenta la necesidad de esterilidad o no esterilidad, usando convenientemente guantes limpios o guantes estériles. En cuanto al uso de éstos seguiremos las siguientes recomendaciones[72]:

- Usar guantes en procedimientos que se prevea el contacto con sangre, fluidos corporales y secreciones, o material contaminado.
- Usar guantes antes de tocar una membrana mucosa o piel no intacta
- Es necesario el lavado de manos previo y posterior al uso de guantes, debido a que los guantes no son 100% efectivos y no reemplazan a la higiene de manos. También puede completarse con solución alcohólica.
- Realizar cambio de guantes entre diferentes acciones y procedimientos con el mismo paciente, y de igual modo realizar cambio de guantes entre pacientes diferentes.

- Uso de bata y otros elementos de protección.

Es necesario el uso de bata no necesariamente estéril para evitar el contacto directo con el uniforme y piel del profesional sanitario cuando se prevean realizar maniobras con una gran proximidad de contacto. En cuanto al uso de estos, seguiremos las siguientes recomendaciones[72]:

- Se utilizará bata siempre que se prevea riesgo de salpicadura de fluidos corporales o heridas de gran extensión con supuración.
- Los "papis" se usaran de igual modo cuando haya riesgo de salpicaduras.
- En caso de mancharse la bata u otros elementos de protección, cambiarse rápidamente y lavarse las manos.
- Retirarse la bata y elementos de protección al abandonar la habitación del paciente.

- Lavado de manos *(Véase apartado 7.3)*

En el uso de material cortante, punzante, agujas, jeringas (apartado 6.1) tiene como consecuencia en el caso de portar fluidos del paciente un accidente biológico en casos de que el paciente sea portador de virus, y bacterias de carácter contagioso.

Por lo que en el caso de que se produzca contacto tras una exposición percutánea, salpicadura, exposición a ojos o membranas mucosas, salpicaduras o derramen de material infeccioso, debido al acontecimiento de alguno de los riesgos anteriormente mencionados, es necesario acudir al departamento de riesgos laborales de la institución en la que trabaja o bien si no existe acudir a otro centro de referencia que coopere o bien al sindicato de enfermería de su comunidad para notificar el evento ocurrido, realizar una evaluación médica, asistencia y seguimiento, así como implantar inmediatas soluciones y medidas de prevención para que no vuelva a pasar en futuras ocasiones[64].

Otras precauciones para evitar posibles riesgos biológicos en el profesional sanitario son: Adecuada formación e información, eliminación correcta de residuos-instrumentos médicos cortopunzantes usados, prohibir el reencapsulado, seguimiento correcto del calendario vacunal, no portar joyas, cubrir con apósito impermeable las lesiones y heridas en las manos[64].

6.3. RIESGOS ERGOMÉTRICOS.

En la profesión sanitaria pueden darse accidentes que pueden causar lesiones o trastornos físicos debido al esfuerzo físico excesivo por causas como la adopción de posturas inadecuadas y/o la realización de sobreesfuerzos en el manejo, movilización o traslado de pacientes[73,74,75,76,77,78].

Las lesiones más comunes se dan en los músculos, tendones, nervios, articulaciones o ligamentos localizados normalmente en la espalda, cuello, hombros, codos y muñecas. En estas lesiones se dan síntomas como dolor, contracturas, inflamación o incapacidad funcional de la zona lesionada[77].

- Hábitos posturales.

Debemos mantener unos hábitos personales necesarios para la correcta postura como realizar pausas cortas y frecuentes durante el trabajo; y no mantener la misma postura un tiempo prolongado.

En casos de tensión, se aconseja realizar ejercicios musculares o de estiramiento para aliviar tal tensión e incrementar la circulación.

- Movilización de pacientes.

Para la movilización de pacientes podríamos dividir la actividad en dos fases en las que incluirán una serie de pautas dirigidas a corregir o mejorar nuestra postura. Estas fases se dividirían en: antes de la movilización y durante la movilización.

- Antes de la movilización.

En el momento antes de realizar la movilización deberemos inspeccionar el paciente y el lugar en el que se encuentra para encontrar objetos que puedan entorpecer esta actividad para que de esta forma podamos suprimirlos y no surjan impedimentos durante la movilización.

Cuando observemos al paciente deberemos tener en cuenta el grado de colaboración según la incapacidad y el peso del paciente ya que de esto depende el esfuerzo físico que deberemos realizar.

Tras ello, explicaremos al paciente qué vamos a realizar para que pueda colaborar en el mayor grado posible adecuado a su situación. En el caso de que nos ayude un compañero o compañera deberemos informar de que la acción se realizará tras una orden clara y precisa, como por ejemplo: "A la de una, a la de dos y a la de tres", realizando la acción justo al mencionar el tres; o ante órdenes como: "Ya" o "Ahora".

- Durante la movilización.

Cuando sea posible y se disponga en la unidad de medios mecánicos para la movilización, utilizaremos tales dispositivos como son las grúas, sillas de ruedas, camas regulables o transfers.

En el caso de que no se disponga o no sean necesarios los medios mecánicos, y debiéramos hacerlo de forma manual, deberemos mantener la espalda recta y ligeramente inclinada hacia delante con la musculatura del abdomen contraída, colocando las piernas ligeramente flexionadas y separadas para mantener la base de apoyo y conseguir equilibrio, de forma que con las manos y dedos sujetemos con firmeza al paciente.

Recordemos que no debemos realizar movimientos o cargas con pesos excesivos, por lo que si el paciente a movilizar supera el peso, deberemos pedir ayuda a un compañero o compañera.

- Higienes en ducha.

Al realizar las higienes en las duchas recordaremos permanecer lo más cerca posible del paciente para evitar curvar la espalda y en el momento de lavar o secar las partes inferiores del paciente, flexionaremos las rodillas y mantendremos la espalda recta.

- Reparto de comida.

Al servir las comidas debemos transportar las bandejas cerca al cuerpo y con los codos en un ángulo de 90°, cogiendo la bandeja por ambas asas o en el caso de que no las posea, por debajo de la bandeja con ambas palmas de las manos. Recordar que en la mayoría de las comidas, las bandejas queman debido al calor que desprenden los platos, por lo que para evitar quemaduras, usaremos papel o gasas para agarrar o sostener las bandejas.

En el caso de que debamos dar de comer al paciente, nos sentaremos frente a él a la misma altura colocando la bandeja o platos sobre una superficie cercana a ambos.

- Hacer camas.

Previamente a hacer la cama, deberemos situarla a la altura de nuestra cadera.

Cuando coloquemos y extendamos las sábanas, nos desplazaremos a ambos laterales, es decir, nos iremos moviendo de un lado al otro de la cama para hacerla por cada lateral, de forma que evitemos estiramientos innecesarios.

- Manipulación de cargas.

Es importante conocer los medios mecánicos disponibles en cada unidad para el transporte o levantamiento de éstas, ya sean carros o plataformas. A la vez de recordar que es mejor dar más viajes con cargas menos pesadas que dar uno sólo con una carga excesiva para nuestro físico.

En primer lugar nos aproximaremos a la carga y colocaremos los pies de forma que nos permita mantener el equilibrio. Seguidamente flexionaremos las rodillas manteniendo la espalda lo más recta posible y nos acercaremos el objeto lo más cercano al centro de nuestro cuerpo; tras ello, levantaremos el peso poco a poco y sin movimientos bruscos, recordando que si debemos girar el objeto lo realizaremos pivotando los pies y no girando nuestro tronco.

Para una mayor información *(Véase Anexo 22).*

7 RECOMENDACIONES

7.1. IDENTIFICACIÓN SEGURA DEL PACIENTE.

Normalmente en los servicios sanitarios se identifica al paciente con un número de habitación, cama o diagnóstico, identificadores que no son seguros y que causan error en la asistencia. Si no se realiza una identificación adecuada pueden darse errores en la administración de tratamientos, intervenciones quirúrgicas o pruebas de diagnóstico entre otros; produciendo un riesgo de seguridad para el paciente.

Para evitar estos errores y realizar una correcta identificación promocionaremos un protocolo para la identificación segura del paciente que expondremos a continuación.

Previamente a la asistencia, se deberán recoger los datos administrativos, comprobándose con el DNI o pasaporte, a todo individuo que vaya a ser atendido mediante comunicación directa con el paciente o acompañante.

En los casos en los que el paciente deba ser ingresado o en determinados casos específicos como pruebas o intervenciones, entre otros, se identificará físicamente al paciente con una pulsera identificativa que se colocará en la primera toma de contacto haciendo participe al paciente de la necesidad de colocar la pulsera y el uso que se le dará a ésta.

Todo profesional sanitario será el encargado de comprobar, previamente a la realización de procedimientos, dos identificadores inequívocos del paciente como son el nombre y apellidos del paciente y su fecha de nacimiento, con ello nos aseguramos la correcta identificación y la disminución de los errores.

Existen casos especiales en los que es difícil la comprobación o identificación del paciente, casos como los de urgencias o en UCI con pacientes sedados o comatosos. En estos casos, si no aportan la documentación necesaria y no es posible por su estado fisiológico la comunicación, se realizará una pulsera temporal con nombre de

DESCONOCIDO seguido del sexo y número de ingreso. Posteriormente una vez que podamos comunicarnos con el paciente o su acompañante, recabaremos todos los datos posibles para la correcta identificación.

Si el paciente al ingreso en una planta o unidad nueva no trae una pulsera identificativa, procedemos a la realización de una y su colocación para su correcta identificación.

En cada turno se deberán revisar las pulseras para comprobar que estén en buen estado y de que el paciente la porta; y en el caso de quitar la pulsera para realizar una técnica o procedimiento, deberemos recordar colocar una nueva pulsera al terminar el proceso[79,80,81,82,83].

Actualmente existen protocolos de cómo podrían ser las pulseras identificativas, en este caso lo expondremos en los anexos.

Para una mayor información *(Véase Anexo 23)*[79].

7.2. CHECKLIST.

El listado de verificación prequirúrgica o checklist fue creada por la OMS en el año 2008 con el objetivo de mejorar la seguridad en las intervenciones quirúrgicas y reducir los eventos adversos evitables, debiéndose revisar correctamente todos los ítems[84]. Del mismo modo sirve para mejorar la comunicación con el paciente y su familia, mejorar la adaptación y cooperación de éstos, manejándose a su vez el estrés emocional que supone el acto de la intervención quirúrgica que irrumpe en la vida de la persona como ser bio-psico-social[85].

El checklist no solamente se realiza el mismo día de la intervención quirúrgica, sino que se lleva a cabo en tres momentos previos a la intervención.

- Días previos a la intervención.

Unos días previos a la intervención se cita en la mañana al paciente en la unidad correspondiente según su patología y tiene lugar una primera verificación en el que el personal de enfermería realizar una entrevista en la que se recogen los siguientes aspectos[86,87]:

- Identificar correctamente al paciente, comprobando los datos personales (DNI, tarjeta de la Seguridad Social, así como número de historia clínica).
- Especificar el procedimiento y la zona quirúrgica a intervenir.
- Comprobar el consentimiento informado firmado. En caso contrario se le pide que firme.
- Comprobar estudio preanestésico.
- Comprobar extracción de pruebas cruzadas y reserva de sangre para la operación.
- Premedicación prescrita por el Servicio de Anestesia.

- Comprobar existencia de suspensión de medicación previa a la intervención, y de prescripción de tratamiento preoperatorio.
- Día y hora de ingreso.
- Entrega de recomendaciones de ingreso.
- Comprobar alergias a algún fármaco. En caso afirmativo se hace constar el protocolo de actuación.
- Comprobar la analítica preoperatoria.
- Necesidad o no de preparación intestinal.

Por último, el/la enfermero/a que verifica el listado deberá referir cualquier incidencia que no se contemple en un apartado denominado "observaciones", como por ejemplo puede ser el caso de que exista algún tipo de problema o inconveniente tras la realización del estudio preanestésico. Es muy importante no olvidar colocar la pegatina identificativa del paciente.

- En el momento del ingreso prequirúrgico.

Se realiza una segunda valoración por el personal de enfermería, en el que se comprueban los siguientes aspectos[86]:
- Verificar si el paciente porta la pulsera de reserva de sangre y pruebas cruzadas. En caso negativo se procede a la extracción sanguínea.
- Preguntar al paciente si ha recibido transfusión sanguínea desde la extracción de pruebas cruzadas. En caso negativo, proceder a la misma. Por último, extraer nuevo tipaje y colocación de una nueva pulsera si la respuesta a la pregunta anterior fue afirmativa.
- Administración de enema o toma de solución evacuante en caso de que esté prescrita o que no la hayan tomado en casa en caso de haberse prescrito.

- Horas previas a la intervención quirúrgica.

Se realiza una tercera valoración, en el que se comprueban los siguientes aspectos[86]:
- Identificar al paciente que se va a someter a intervención quirúrgica (no siempre el ingreso se produce en la habitación asignada).
- Comprobar ayunas de al menos ocho horas y de administración de premedicación prescrita.
- Comprobar que el paciente no acude al quirófano con objetos personales (joyas, prótesis dentarias, móviles.)
- Verificar el estado de las uñas por si las tiene pintadas, en caso afirmativo deberá eliminarse el residuo del esmalte de uñas para que no exista interferencias con el pulsioxímetro.

- Comprobar rasuración de la zona a intervenir en la tarde anterior. En caso negativo hacerlo a primera hora de la mañana.

- Comprobar si el paciente tiene prescrito profilaxis antibiótica inmediatamente antes de la intervención. En tales casos el personal de enfermería procederá a administrar el correspondiente tratamiento por vía intravenosa.

- Comprobar si se le ha administrado medicación anticoagulante prescrita (heparina de bajo peso molecular).

- Comprobar si precisa de colocación de medias elásticas para evitar problemas circulatorios.

- Anotar en el apartado "Eventos destacables recientes" aquellas incidencias que sean de interés o puedan tener repercusión en la realización de la intervención, como en el caso de que haya tenido fiebre.

Una vez contemplados todos estos aspectos en las tres fases, el/la enfermero/a que ha realizado esta verificación firmará el documento y reflejará la hora exacta de la intervención.

7.3. PREVENCIÓN DE LA INFECCIÓN NOSOCOMIAL.

Según [88] "La infección nosocomial es la multiplicación de un patógeno en el paciente o en el trabajador de la salud que puede o no dar sintomatología, y que fue adquirido dentro del hospital o unidad médica".

Actualmente se trata de un importante problema de salud a nivel mundial, una de las epidemias del siglo XXI, ya que afecta a todas las instituciones sanitarias y que es una de las principales causas de morbimortalidad, con una media del 8,7% en pacientes[89].

Las afecciones más frecuentes como consecuencia de la infección nosocomial son en heridas quirúrgicas, tracto urinario, vías respiratorias inferiores y aquellas derivadas del uso de catéteres[88,89].

Por lo que se hace necesario aplicar medidas que prevengan la aparición de estas en la práctica diaria así como su reducción. Para ello se propone por parte de enfermería la aplicación de las medidas de higiene de manos, uso de antisépticos y control estricto del aislamiento en caso de pacientes contagiosos:

- Higiene de manos.

La OMS define al lavado de manos como[90] "El término genérico referido a cualquier medida adoptada para la limpieza de las manos- fricción con un preparado de base alcohólica o lavado con agua y jabón, con el objeto de inhibir el crecimiento de microorganismos en las manos".

El lavado de manos se trata de una acción primordial y simple que puede reducir la propagación de microorganismos patógenos, y mejorar la seguridad no sólo del paciente con el que se trata, sino del profesional sanitario, y del entorno sanitario, evitando eventos adversos como puede ser la infección nosocomial (la cual trataremos en el apartado 7.4.). A pesar de la importancia de su cumplimiento, es muy escasa en todo el mundo, suponiendo un 5% y 80%[91]. Por lo que se debe incidir en ella y fomentando su aplicación por el equipo multidisciplinar así como su seguimiento.

De acuerdo al manual técnico de referencia para el lavado de manos OMS 2009. Existen cinco momentos para la higiene de manos y se centra fundamentalmente en los contactos que se producen en la zona del paciente durante la prestación asistencial (incluyendo al paciente, superficies y objetos destinados a éste).

A continuación abordaremos los cinco momentos del lavado de manos[91]:

– Antes del contacto directo con el paciente.

El lavado de manos se realiza cuando se van a realizar procedimientos que supongan acercamiento con el paciente, así como actos cotidianos en la práctica del día a día. Por ejemplo se incluyen el estrechar la mano, ayudar a moverse al paciente, entre otras. De este modo protegemos al paciente de aquellos posibles gérmenes dañinos de nuestras manos.

– Antes de realizar la tarea aséptica.

El lavado de manos se realiza inmediatamente antes de la técnica que implica un ambiente aséptico, como pueden ser aquellos procedimientos con catéteres, medicación, aspiración de secreciones, entre otros. De este modo protegemos al paciente de una posible entrada al organismo de gérmenes dañinos, e incluidos los propios gérmenes del paciente.

– Después del riesgo de exposición a líquidos corporales.

El lavado de manos se realiza inmediatamente después de la exposición con fluidos orgánicos aunque se porten guantes, como pueden ser aquellos concernientes a la extracción y manipulación de sangre, orina, heces, entre otros. De este modo nos protegemos nosotros como profesionales, al paciente y al entorno sanitario.

– Después del contacto con el paciente.

El lavado de manos se realiza después de tocar directamente al paciente, y de este modo protegemos al paciente y al entorno sanitario.

– Después del contacto con el entorno del paciente.

El lavado de manos se realiza después de tocar cualquier objeto personal, o mobiliario de la habitación que está en contacto con el paciente, y de este modo protegemos al paciente y al entorno sanitario.

En cuanto a la técnica del lavado de manos, existen tres tipos principales de lavados de manos: higiénico, antiséptico y quirúrgico[92,93].

– Lavado de manos social o higiénico.

Se trata de una limpieza mecánica de las manos empleando agua y solución jabonosa con el objetivo de eliminar toda la suciedad visible de las manos, realizándose siempre que las manos estén sucias y antes, durante y después del trato del paciente de forma no invasiva.

– Lavado de manos antiséptico o médico.

Se trata de una limpieza mecánica de las manos empleando agua y solución jabonosa, debiéndose realizar enérgicamente así como enjuagarse con abundante agua durante 1 minuto y después del secado de las mismas emplear solución antiséptica. Se utilizará para procedimientos crítico con el objetivo de eliminar suciedad, evitar infecciones y de protección tanto del profesional como del paciente.

– Lavado de manos quirúrgico.

Se trata de una limpieza mecánica de las manos empleando agua, solución jabonosa y cepillo, así como solución antiséptica posterior al secado de manos. Se utilizará antes de cualquier procedimiento invasivo con el objetivo de eliminar la suciedad, grasa y flora bacteriana, así como de evitar infecciones cruzadas.

El procedimiento de lavado de manos común a estas tres técnicas consiste en la realización de los siguientes pasos con una duración total de 40-60 segundos según[93]:

- o Mojar las manos con agua.
- o Aplicar suficiente jabón para cubrir toda la superficie de la mano.
- o Frotar las palmas de las manos entre sí.
- o Frotar la palma de la mano derecha contra el dorso de la mano izquierda, con los dedos entrelazados, y viceversa.
- o Frotar las palmas de las manos entre sí, con los dedos entrelazados.
- o Frotar el dorso de los dedos de una mano contra la palma de la mano opuesta, manteniendo unido los dedos.
- o Rodear el pulgar izquierdo con la palma de la mano derecha, frotando con un movimiento de rotación y viceversa.
- o Frotar la punta de los dedos de la mano derecha contra la palma de la mano izquierda, haciendo un

movimiento de rogación.
o   Enjuagar las manos.
o   Secar las manos con una toalla desechable.
o   Usar la toalla para cerrar el grifo.
Para una información más detallada sobre el lavado de manos, *(Véase Anexo 24)*[93].

- Uso de antisépticos.

Los Antisépticos son productos químicos que se aplican sobre los tejidos vivos con la finalidad de eliminar los microorganismos patógenos o inactivarlos. No tienen actividad selectiva ya que eliminan todo tipo de gérmenes. En España los más utilizados son[94]:

- Agua oxigenada (peróxido de hidrógeno): Tiene dos formas de actuar, por un lado posee un efecto desbridante en el tejido necrótico debido a su acción mecánica en ambiente anaerobio, y por otro lado, elimina olores debido a su acción oxidante.

- Alcohol (70%): Se usa como bactericida y antiséptico cutáneo previo a inyecciones y extracciones, debido a que desnaturaliza las proteínas de microorganismos patógenos. Está contraindicado en heridas debido al riesgo de formar coágulos facilitando la supervivencia de bacterias y a su irritabilidad.

- Clorhexidina (gluconato): Se trata de un bactericida de amplio espectro y fungicida. Es estable a temperatura ambiente y posee un Ph entre 5-8. Sus ventajas son que no necesita ser protegido de la luz, no es irritante, tiene absorción nula y carece de reacciones sistémicas, por lo que puede ser empleado en embarazadas, neonatos y lactantes. Sin embargo, su actividad puede interferirse por la presencia de materia orgánica.

- Povidona yodada: Se trata de un bactericida de potencia intermedia y fungicida. Actualmente se debate su uso debido a que se inactiva ante materia orgánica (esfacelos, sangre, tejido necrótico, exudado y pus), y precipita en presencia de proteínas. Del mismo modo puede causar irritación, reacción alérgica y citotoxicidad a una concentración superior al 10%.

Existen algunas recomendaciones que nos ayudan a la hora de valorar cuál es el más apropiado y cómo utilizarlo de forma efectiva.

- Antes de utilizar un antiséptico es necesario asegurarse de que el paciente no es alérgico a ningún componte del mismo, si lo fuera, debe utilizarse uno alternativo[94].

− La piel debe limpiarse y secarse antes y después de la aplicación del mismo[94].

− Es necesario elegir el antiséptico adecuado para cada situación, dejándolo actuar el tiempo necesario, evitando de esta manera reacciones tóxicas o favorecer la aparición de resistencias[94].

− Cuando haya que aplicar los antisépticos sobre grandes superficies, es preciso considerar su grado de absorción cutánea, dado que puede ocasionar toxicidad sistémica[94].

− Se han de seleccionar antisépticos que sean activos frente a la materia orgánica y que presenten pocas contraindicaciones. El gluconato de clorhexidina al 0.05-1 % es el antiséptico que cumple mejor estos criterios[95].

− Se recomienda no emplear antisépticos que sean colorantes (mercurocromo 10%, azul de metileno, violeta de genciana) porque pueden enmascarar el aspecto de la herida, dificultando la valoración de la misma[94].

- Aislamiento.

Cuando se sospecha de la existencia de colonización o infección de microorganismos contagiosos en el paciente se procede al aislamiento y a la aplicación del protocolo de precauciones en el aislamiento. Las precauciones de aislamiento se clasifican en cuatro grupos: Precauciones de transmisión aérea, precauciones de transmisión por gotas, precauciones de transmisión por contacto, y precauciones de aislamiento inverso[96].

    − Transmisión aérea.

La finalidad es evitar la transmisión de microorganismos infecciosos por diseminación de gotículas (evaporación de gotas de tamaño ≤ 5 micras), debido a que pueden permanecer en el aire largo tiempo y extenderse. Las medidas para este tipo de transmisión son estándares (el lavado de manos, uso de mascarilla con respirador de partículas, guantes, bata y otros elementos de protección.

Seguridad en el profesional sanitario, y medidas específicas (ubicación del paciente, ubicación de material y visitas)[96]:

        o   Ubicación del paciente: Habitación individual aislada con presión de aire negativa con recambios de aire de 6 a 12 por hora, y permanecer la puerta cerrada y ventana exterior con ventilación.

        o   Ubicación del material: En la habitación sólo se colocará el material que vaya a ser utilizado, y los elementos de protección personal se colocarán en una mesita fuera de la habitación, introduciendo

en la misma sólo aquello que se vaya a utilizar.
o Visitas: Deben restringirse, y en caso necesario deben aportar las medidas de protección indicadas en la puerta de la habitación (medidas estándares).

– Transmisión por gotas.

La finalidad es evitar la transmisión de microorganismos infecciosos, debido a que cuando las partículas son >5 micras quedan suspendidas en el aire al hablar, toser o estornudar, alcanzando hasta 4 metros. Las medidas para este tipo de transmisión son estándares (lavado de manos, guantes limpios, mascarilla quirúrgica, bata y otros elementos de protección), y medidas específicas (ubicación del paciente, ubicación de material y visitas)[96]:

o Ubicación del paciente: Habitación individual aislada (pacientes con un mismo germen pueden compartir habitación).
o Ubicación del material: En la habitación sólo se colocará el material que vaya a ser utilizado, y los elementos de protección personal se colocarán en una mesita fuera de la habitación, introduciendo en la misma sólo aquello que se vaya a utilizar.
o Visitas: Deben restringirse, y en caso necesario deben aportar las medidas de protección indicadas en la puerta de la habitación (medidas estándares).

– Transmisión por contacto.

La finalidad es evitar la transmisión de microorganismos infecciosos por contacto directo e indirecto. Las medidas para este tipo de transmisión son estándares (el lavado de manos, uso de mascarilla, guantes, bata y otros elementos de protección), y medidas específicas (ubicación del paciente, ubicación de material y visitas)[96]:

o Ubicación del paciente: Habitación individual aislada.
o Ubicación del material: En la habitación sólo se colocará el material que vaya a ser utilizado, y los elementos de protección personal se colocarán en una mesita fuera de la habitación, introduciendo en la misma sólo aquello que se vaya a utilizar.
o Visitas: Deben restringirse, y en caso necesario deben aportar las medidas de protección indicadas en la puerta de la habitación (medidas estándares).

– Transmisión por aislamiento inverso.

La finalidad es evitar la transmisión a pacientes inmunodeprimidos y a pacientes febriles. Las medidas para este tipo de transmisión son estándares (el lavado de manos, guantes, bata y otros elementos de protección), y medidas específicas (ubicación del paciente, ubicación de material y visitas)[96]:

o Ubicación del paciente: Habitación individual.

o Ubicación del material: En la habitación sólo se colocará el material que vaya a ser utilizado, y los elementos de protección personal se colocarán en una mesita fuera de la habitación, introduciendo en la misma sólo aquello que se vaya a utilizar.

o Visitas: Deben restringirse, y en caso necesario deben aportar las medidas de protección indicadas en la puerta de la habitación (medidas estándares).

En cuanto al tratamiento de residuos lo tratamos previamente en el punto 5.4.

7.4. REALIZACIÓN CORRECTA DE ELECTROCARDIOGRAMA.

A la hora de realizar un electrocardiograma es necesario contemplar varios aspectos para la realización de un óptimo procedimiento con el menor de los riegos y calidad para el paciente debido a que la realización de esta prueba nos guiará hacia un posible diagnóstico y posterior tratamiento, y con la máxima efectividad en términos de rendimiento y gastos, entre los que cabe mencionar [97,98].

- Material necesario.
  – Electrocardiógrafo.
  – Guantes desechables no estériles.
  – Alcohol, suero fisiológico o gel conductor.
  – Gasas.
  – Maquinilla de rasurar desechable (en caso necesario).
  – Electrodos desechables.
  – Papel milimetrado
  – Cable con cuatro terminales de extremidades y seis para la superficie torácica.

- Preparación del paciente
  – Comprobar la identidad del paciente anteriormente al procedimiento.
  – Crear un clima de intimidad y confort para realización del mismo.
  – Informarle de la importancia de estar relajado, no moverse, sin hablar y sin tocar ninguna zona metálica durante el

procedimiento.

– Informar al paciente del procedimiento que se va a realizar.

– Colocar en decúbito supino en caso de que el paciente lo tolere.

– Descubrir las zonas necesarias para el procedimiento (tórax, brazos y piernas).

– Valorar el estado de la piel, limpiar con alcohol y secar la zona. En caso de exceso de vello, rasurar posterior a la aceptación del paciente[98].

- Técnica
  - Se comienza encendiendo el electrocardiógrafo y untaremos de gel las muñecas, tobillos y tórax.
  - Se colocan los electrodos según proceda en las extremidades evitando las prominencias óseas, de la siguiente forma:
    - o 4 electrodos periféricos:
      - ▪ Cable rojo (RA): Muñeca derecha.
      - ▪ Cable amarillo (LA): Muñeca izquierda.
      - ▪ Cable negro (RL): Tobillo derecho.
      - ▪ Cable verde (LL): Tobillo izquierdo.
    - o 6 electrodos precordiales:
      - ▪ V1 (Rojo): 4° espacio intercostal derecho.
      - ▪ V2 (Amarillo): 4° espacio intercostal izquierdo.
      - ▪ V3 (Verde): Entre V2 y V4
      - ▪ V4 (Marrón): 5° espacio intercostal izquierdo, línea media clavicular.
      - ▪ V5 (Negro): 5° espacio intercostal izquierdo, línea axilar anterior.
      - ▪ V6 (Morado): 5° espacio intercostal, línea media axilar.

Existen diferentes modos de configuración del electrocardiograma, en norma general se programa a una velocidad de papel 25 mm/segundo y el voltaje a 10 mm/mv, pudiendo ser de forma manual (se obtienen de 3 a 4 complejos de cada derivación) o automática. Debemos realizar el registro hasta obtener las 12 derivaciones.

- Observaciones/Consideraciones
  - Se situarán los electrodos asegurando una buena superficie de contacto, evitando prominencias óseas, articulaciones, y zonas con vello abundante[97].
  - En el caso de que al paciente le falte alguna extremidad, los

electrodos se colocarán en la parte más distal del muñón, o del tronco, lo más próximo posible a la extremidad amputada.

– En el caso del paciente tenga alguna extremidad escayolada, los electrodos se colocarán sobre la zona de piel más próxima al yeso.

– En el caso de que el paciente sea portador de marcapasos o desfibrilador, es necesario contemplarlo en el registro.

– No se deben doblar ni cruzar los cables del electrocardiógrafo para evitar errores en la medición.

– Cuando sea necesario realizar una sola tira del ECG sólo se colocarán los electrodos en las extremidades.

– Dependiendo de la situación clínica puede estar indicado el registro de derivaciones adicionales: V7 (5° espacio intercostal izquierdo, en la línea axilar posterior), V8 (5° espacio intercostal izquierdo, debajo del ángulo del omóplato izquierdo), V3R a V8R (Lado derecho del tórax, en la posición correspondiente a sus equivalentes del lado izquierdo).

– Si durante la realización del ECG el paciente refiere tener dolor en el tórax, o vemos una situación anormal del corazón, avisaremos al médico sin quitar los electrodos.

• Componentes.

– Onda P: Se refiere a la despolarización de las aurículas.

– Complejo QRS: Se refiere a la despolarización de los ventrículos.

– Onda T: Se refiere a la repolarización de los ventrículos.

– Onda U: A veces aparece, lo que indica una frecuencia cardíaca baja[98].

• Cuidados posteriores

– Si se realizan electrocardiogramas seriados, éstos se deben mantener un máximo de 24 horas. En caso de que exista reacción local, se procederá a la retirada de los mismos y en su lugar marcar con rotulador los puntos de colocación de los electrodos precordiales[97].

• Registro del procedimiento

– Es necesario registrar la hora y fecha de realización del electrocardiograma tanto en la hoja de seguimiento de exploraciones como en la hoja de petición.

- Del mismo modo, se registrarán los signos y síntomas manifestados por el paciente en la hoja de observaciones de enfermería.

8 RESUMEN

La seguridad es una necesidad no tan conocida pero que buscamos constantemente en nuestro día a día ya que toda persona busca protegerse de peligros y sentirse seguro.

Fue en 1950 cuando empezó a estudiarse la seguridad y desde entonces se ha seguido estudiándola ya que los organismos más importantes relacionados con la salud le han dado la importancia que merecía, para así trabajar bajo protocolos de prevención de riesgos y fomentar la calidad asistencial.

Existen factores que afectan a la necesidad de seguridad del individuo y que podrían predisponer a efectos adversos o riesgos de salud, por ello es importante conocerlos para poder evaluarlos y así guiarnos en la prevención. Tales factores se agrupan en factores biológicos, psicológicos o sociológicos; y podrían nombrarse algunos como: la edad, las alteraciones sensitivas, las alteraciones de movilidad, el nivel de conciencia o factores relacionados con el medio en el que viven.

Además existe cierta predisposición o vulnerabilidad del individuo de sufrir riesgos o ponerse en peligro, como es la predisposición a padecer infecciones o la predisposición a sufrir ciertas enfermedades. Esto se debe a factores como la edad, el estado nutricional, el estado del sistema inmunológico o factores genéticos.

Es necesario realizar un pequeño inciso en el que explicar que la carga de trabajo, debido a que como bien dice su definición, es la cantidad de tiempo y atención que una enfermera puede dedicar (directa e indirectamente) y en muchas ocasiones no se gestiona adecuadamente ocasionando consecuencias tanto en modo de enfermedades profesionales como en la disminución de la calidad de la atención, por lo que es necesario identificar a tiempo una alta carga de trabajo y establecer medidas.

En esta misma línea, el estrés es la respuesta fisiológica, psicológica y conductual de un individuo a cualquier cambio para adaptarse a él, y a menudo surge como consecuencia de una alta carga de trabajo, por lo que es la consecuencia final.

Antes de guiarnos en la realización de protocolos y planes de actuación desde el equipo multidisciplinar sanitario se hace necesario el reconocimiento de los diagnósticos más importantes de la necesidad de seguridad, destacando aquellos concernientes a infección, lesión física, violencia, peligros ambientales, y al confort físico, debido a que son aquellos que requieren una actuación más específica por el peligro que supone no sólo hacia el paciente, sino hacia la familia, y profesionales sanitarios.

En cuanto a los protocolos más importantes podemos mencionar brevemente:

- Extracción sanguínea: Se trata de un protocolo que nos guía sobre la correcta extracción sanguínea tanto venosa como arterial y de los diferentes métodos de extracción ya sea por punción o por extracción de vías periféricas o centrales; de forma que nos guía con información actualizada para realizar la técnica de la forma más correcta para así obtener buenos resultados y evitar la infección tras punción.

- Prevención de flebitis. Se trata de un protocolo dirigido a detectar los signos de flebitis y a la prevención de ésta, mediante la realización de técnicas asépticas, vigilancia, mantenimiento y manejo correcto de las vías.

- Identificación de los signos de infección: Se aportan cuáles serían los signos universales de infección para guiarnos en la identificación y evaluación de la infección para así poder prevenirla o actuar frente a ésta.

- Conservación, preparación y administración segura de medicamentos: Se trata de un protocolo actualizado dirigido a realizar correctamente la conservación de los fármacos en las Unidades de cada Hospital, la correcta preparación de los fármacos y la correcta administración de fármacos según la vía de administración. Todo ello teniendo en cuenta la correcta identificación del paciente, el tipo de técnica, la higiene de manos, la correcta realización de la técnica y sin olvidar el registro de ello.

- Prevención de caídas: Se trata de un protocolo actualizado que define el término caída, aporta los factores de riesgo de sufrirla para así poder evaluarla y valorarla mediante las herramientas y escalas que se mencionan. Además de ofrecer una serie de intervenciones generales y específicas para prevenir la caída; en el caso de que se produzca la caída, se menciona cómo debe hacerse la correcta valoración de ésta y la notificación adecuada.

- Ambiente seguro: Se trata de una medida para evitar efectos adversos como podrían ser una caída o infecciones. En el apartado citaremos condiciones para cumplir con un ambiente propicio como serían: el estado de las camas, iluminación, acceso a timbres y luces, orden de la habitación, ayudas mecánicas para la movilidad accesibles, etc.
- Contención mecánica: Se trata de una medida terapéutica de último recurso dirigida a la inmovilización parcial o general del cuerpo, por lo que es imprescindible conocer las políticas e indicaciones y así como las contraindicaciones y cuidados para una contención controlada y eficiente con el menor sufrimiento.
- Administración segura sangre y hemoderivados: Se trata de una práctica terapéutica importante que puede traer riesgos de no seguir adecuadamente las indicaciones y normas de transfusión.
- Eliminación de productos de desechos: Los residuos sanitarios deben ser eliminados una vez usados atendiendo con especial atención según a que tipo sean, bien sanitarios asimilables a urbanos, sanitarios no específicos, sanitarios especiales o de riesgo, y tipificados en normativas singulares.
- Confort físico y manejo del dolor: Es importante paliar cualquier dolor en términos de daño mediante una valoración con escalas como son la EVA, EVA modificada y ENA para poder dirigir hacia un tratamiento tanto farmacológico como no farmacológico.

Es importante no olvidar que el profesional sanitario no está exento de riesgos en cada procedimiento y actividad que realiza para y con el paciente, por lo que es necesario aplicar medidas asociadas a diversos riesgos como son aquellos asociados a agentes mecánicos a modo de cortes y caídas, así como exposición a agentes biológicos, un reto diario en la práctica sanitaria, por lo que es imprescindible el uso de medidas universales como son el uso de mascarilla, protección respiratoria y ocular, guantes, bata u otros elementos y el conocido lavado de manos; y medidas para reducir los riesgos ergonométricos o los riesgos relacionados con la postura del trabajador, para así evitar lesiones físicas debido a sobreesfuerzos o posturas inadecuadas durante el trabajo.

Como recomendación, destacamos la correcta identificación del paciente ya que debemos prevenir los efectos adversos debidos a una identificación incorrecta como podrían ser: errores en la administración de tratamientos, intervenciones quirúrgicas o realización de técnicas a pacientes equivocados. Para ello se identificará al paciente en primer lugar en la primera toma de contacto con el hospital o centro sanitario y se le colocará una pulsera identificativa, y posteriormente una correcta identificación en la Unidad o Servicio, cada vez que se vaya a administrar medicación, antes de cada técnica y antes de la realización de cualquier procedimiento para así confirmar que es el paciente correcto.

Otras recomendaciones importantes son a la hora de realizar el Checklist quirúrgico para mejorar la seguridad y evitar/reducir los eventos adversos evitables y mejorar la comunicación y cooperación con el binomio paciente-familia, seguir las instrucciones de los tres momentos a la intervención (días previos, ingreso prequirúrgico, horas previas a la intervención).

La infección nosocomial se trata de un problema de salud a nivel mundial que afecta a todas las instituciones sanitarias, por lo que se hace necesario aplicar medidas de prevención y reducción por parte tanto de enfermería como del personal multidisciplinar que participa con el paciente en su proceso de enfermedad. Para ello hay que generalizar el lavado de manos (antes de la tarea aséptica, después del riesgo de exposición, después del contacto con el paciente y su entorno), uso de antisépticos, así como el control del aislamiento según el tipo de transmisión, ya sea aérea, por gotas, por contacto, o aislamiento inverso.

Otra función muy importante es la realización correcta del electrocardiograma por parte del personal de enfermería, debido a que esta prueba nos guiará hacia un posible diagnóstico y posterior tratamiento, siendo necesario el conocimiento de forma unánime del material necesario, preparación del paciente, técnica, así como consideraciones generales para lograr la máxima efectividad, sin olvidar la importancia de que todo lo que realicemos quede registrado para que consten observaciones futuras en su trato.

9 BIBLIOGRAFÍA

1. Ministerio de Sanidad y Política Social. Estándares de calidad de cuidados para la seguridad del paciente en los hospitales del SNS. Proyecto Séneca. 2008. [Internet]. http://www.mssi.gob.es. Disponible en: http://www.msssi.gob.es/organizacion/sns/planCalidadSNS/docs/SENE CA.pdf.

2. Ministerio de Sanidad, Servicios Sociales e Igualdad. Estrategia de Seguridad del Paciente del Sistema Nacional de Salud, Período 2015-2020.

3. Da Silva Gama ZA, de Souza Oliveira AC, Saturno Hernández PJ. Cultura de Seguridad del paciente y factores asociados en una red de hospitales públicos españoles. Cad Saúde. 2013; 29(2):283-293.

4. Aibar Remón C, Aranaz Andrés JM. Unidad Didáctica 2: La seguridad del paciente: Una dimensión esencial de la calidad asistencial. Seguridad del paciente y prevención de eventos adversos relacionados con la asistencia sanitaria. Ministerio de Sanidad y Consumo.

5. Ministerio de Sanidad, Servicios Sociales e Igualdad. Estrategia 8. Mejorar la seguridad de los pacientes atendidos en los centros sanitarios del SNS. [Internet]. http://msssi.gob.es. Disponible en: http://www.msssi.gob.es/organizacion/sns/planCalidadSNS/ec_pnc03.ht m

6. Villareal Cantillo E. Seguridad de los pacientes. Un compromiso de todos para un cuidado de calidad. Salud Uninorte. 2007;23(1):112-119.

7. Merino Plaza M. La seguridad del paciente. San Fernando de Henares, Madrid: RC Libros; 2012.

8. Euroespes. Laboratorio de Genómica. Paneles de riesgo. [Internet]. Disponible en: http://euroespes.com/servicios/laboratorio-de-

genomica/paneles-de-riesgo/
9. SATSE. Percepción de estrés en los profesionales de Enfermería en España [Internet]. 2012. Disponible en: http://www.satse.es/media/documentos/informes/estudio-satse-percepcion-de-estres-en-los-profesionales-de-enfermeria-en-espana
10. Alghamdi M. Nursing workload: a concept analysis. Journal of Nursing Management. 2016;24(4):449-457. Disponible en: http://onlinelibrary.wiley.com/doi/10.1111/jonm.12354/abstract
11. Gil H, Fuensanta M. Adecuación de un instrumento de medida de cargas de trabajo y análisis de su nivel de cumplimiento en cuidados intensivos: Propuesta de oportunidad de mejora. Universidad de Murcia. 2015. Disponible en: https://digitum.um.es/xmlui/handle/10201/45705
12. Dalri R, Silva L, Mendes A, Robazzi M. Carga horaria de trabajo de los enfermeros y su relación con las reacciones fisiológicas de estrés. Revista Latino-Americana de Enfermagem. 2014;22(6):959-965. Disponible en: http://www.scielo.br/pdf/rlae/v22n6/es_0104-1169-rlae-22-06-00959.pdf
13. Robles Ortega H, Peralta Ramírez M. Programa para el control del estrés. Madrid: Pirámide; 2006.
14. Happell B, Dwyer T, Reid-Searl K, Burke K, Caperchione C, Gaskin C. Nurses and stress: recognizing causes and seeking solutions. Journal of Nursing Management. 2013;21(4):638-647. Disponible en: http://onlinelibrary.wiley.com/doi/10.1111/jonm.12037/abstract
15. Aguado Martín J, Bátiz Cano A, Quintana Pérez S. El estrés en personal sanitario hospitalario: estado actual. Med segur trab. 2013;59(231):259-275. Disponible en: http://scielo.isciii.es/pdf/mesetra/v59n231/revision1.pdf
16. Filgueira C, Pereira V. The body speaks: physical and psychological aspects of stress in nursing professionals. R pesq cuid fundam online. 2016;8(1):3587. Disponible en: https://dialnet.unirioja.es/servlet/articulo?codigo=5299081
17. Herdman TKamitsuru S. NANDA International, Inc. Diagnósticos enfermeros. 1st ed. Barcelona: Elsevier España; 2015.
18. Hospital General Gregorio Marañón. Manual de diagnósticos de Enfermería (NANDA) según necesidades de Virginia Henderson. Madrid.
19. Bellido Vallejo J, Lendínez Cobo J. Proceso enfermero desde el modelo de cuidados de Virginia Henderson y los lenguajes NNN. 1ª ed. Jaén: Colegio Oficial de Enfermería de Jaén; 2010.
20. Herdman T. Diagnósticos enfermeros: definiciones y clasificación, 2009-2011. Barcelona: Elsevier; 2010.
21. Hospital Regional Universitario Carlos Haya, Junta de Andalucía. Protocolo de extracción venosa. 2009. Disponible en: http://www.hospitalregionaldemalaga.es/LinkClick.aspx?fileticket=IbzhXkPHBiU%3D&tabid=162

22. Hospital Universitario Reina Sofía. Manual de protocolos y procedimientos generales de Enfermería. Extracción de sangre venosa. 2010. Junta de Andalucía. Disponible en: https://www.juntadeandalucia.es/servicioandaluzdesalud/hrs3/fileadmin/user_upload/area_enfermeria/enfermeria/procedimientos/procedimientos_2012/rd6_extraccion_sangre_venosa.pdf

23. Deschka M. La extracción de sangre en la práctica. Guía para extractores de sangre. Toma de muestra fácil y segura de sangre capilar y venosa en pacientes externos e internos. SARSTEDT. Disponible en: https://dafxbb5uxjcds.cloudfront.net/fileadmin/user_upload/99_Literatur/Spanisch/492_MarcDeschka_BE_ES_0114.pdf.

24. Ayesa Cano P. Protocolo de extracción sanguínea venosa y arterial. Clínica Sant Antoni. 2012. [Internet]. Disponible en: http://www.csantantoni.com/wp-content/uploads/2015/11/PR025-Protocolo-de-Extracci%C3%B3n-Sangu%C3%ADnea-Venosa-y-Arterial.pdf

25. Hospital Universitario de Valme. Unidad Clínica de Enfermedades Infecciosas y Microbiología. Protocolo para la extracción de hemocultivos. Junta de Andalucía. 2011. Disponible en: https://elenfermerodelpendiente.files.wordpress.com/2016/01/protocolo_extraccion_hemocultivos_2011.pdf

26. Quintanilla Tello GM, Gil Gómez S, Rodríguez Fermoselle B, Cano Cebrían ML, García Pérez MP, Gerónimo Pardo M. Protocolo de extracción sanguínea a través de los distintos tipos de catéteres. Complejo Hospitalario Universitario Albacete y SESCAM.

27. Área de Gestión Sanitaria Norte de Almería. U.G.C Medicina Interna. Procedimiento de Enfermería sobre cuidados y mantenimiento del Port-a-catch. Junta de Andalucía. Servicio Andaluz de Salud. [Internet]. Disponible en: http://www.juntadeandalucia.es/servicioandaluzdesalud/hinmaculada/web/servicios/mi/FICHEROS/documentos%20de%20interes/Enfermeria/PROCEDDIMIENTO%20CUIDADOS%20PORT-CATH.pdf

28. Flebitiszero.com/site [Internet]. Buenas prácticas en seguridad del paciente. Documento de apoyo. 54-60. Oviedo, Asturias. Disponible en: http://flebitiszero.com/site/wp-content/uploads/2014/09/1.Defici%C3%B3n-Flebitis.pdf

29. Chumillas Fernández A, Sánchez González N, Sánchez Córcoles M. Plan de cuidados para la prevención de flebitis por inserción de catéter periférico. Revista de Enfermería. N° 15. Albacete. 2002. [Internet]. Disponible en: https://www.uclm.es/ab/enfermeria/revista/numero%2015/numero15/flebitis.htm

30. González Suárez E, Argüelles Martínez AR, Martínez Bueno B. Protocolo para la inserción, mantenimiento y retirada del catéter venoso periférico. 5ª ed. Hospital Universitario Central de Asturias. 2013. [Internet]. Disponible en: http://www.hca.es/huca/web/enfermeria/html/f_archivos/Cateter%20ve noso%20periferico.pdf

31. U.G.C Medicina interna Área de Gestión Sanitaria Norte de Almería. Procedimiento de Enfermería sobre canalización, cuidados y mantenimiento del catéter venoso periférico. Junta de Andalucía. [Internet]. Disponible en: http://www.juntadeandalucia.es/servicioandaluzdesalud/hinmaculada/web /servicios/mi/FICHEROS/documentos%20de%20interes/Enfermeria/V VP.pdf

32. U.G.C Medicina Interna Área de Gestión Sanitaria Norte de Almería. Protocolo catéter venoso periférico: cuidados y mantenimiento. Junta de Andalucía. [Internet]. Disponible en: http://www.juntadeandalucia.es/servicioandaluzdesalud/hinmaculada/web /servicios/mi/FICHEROS/documentos%20de%20interes/Generalidades /CATETERVENOSOPERIFERICO%20PROTOCOLO.pdf

33. Capdevila JA. El catéter periférico: El gran olvidado de la infección nosocomial. Servicio de Medicina Interna Hospital de Mataró. Rev Esp Quimioter 2013;26(1):1-5. Disponible en: http://www.seq.es/seq/0214-3429/26/1/capdevila.pdf

34. Pérez Melgarejo E. Flebitis postinfusión en catéteres venosos periféricos: una actualización del arte. Horiz Enferm 2011;22(2):37-48. Disponible en: http://revistahorizonte.uc.cl/images/pdf/22-2/flebitis_postinfusion_en_cateteres.pdf

35. Gutiérrez Cuéllar I. Complicaciones infecciosas relacionadas con catéteres intravasculares (CIV). Protocolo de actuación en el cuidado de CIV y extracción de hemocultivos de lisis centrifugación. Nure Investigación, 2004;11. Disponible en: http://www.nure.org/OJS/index.php/nure/article/view/215/196

36. Miguel Diez S. Infección nosocomial: bacteriemia asociada a catéter venoso central y su prevención. Universidad de Cantabria, 2014. [Internet]. Disponible en: https://repositorio.unican.es/xmlui/bitstream/handle/10902/5235/Miguel DiezS.pdf?sequence=1&isAllowed=y

37. Salud Madrid. Comunidad de Madrid. Promoción de la calidad. Guía de buenas prácticas. Prevención y control de la infección nosocomial. 2007. Madrid. [Internet]. Disponible en: http://www.madrid.org/cs/Satellite?blobcol=urldata&blobheader=applicat ion%2Fpdf&blobheadername1=Contentdisposition&blobheadername2=ca

dena&blobheadervalue1=filename%3DGuiaBPC+Infecci%C3%B3n+Nos
ocommial+5+mayo+2009.pdf&blobheadervalue2=language%3Des%26site
%3DPortalSalud&blobkey=id&blobtable=MungoBlobs&blobwhere=1220
487126351&ssbinary=true

38. Organización Mundial de la Salud. Guía Práctica de Prevención de las
infecciones nosocomiales. 2ª ed. [Internet]. Disponible en:
http://www.who.int/csr/resources/publications/ES_WHO_CDS_CSR_E
PH_2002_12.pdf

39. Estrada Campmany M. Conservación y administración de
medicamentos. Prevención de problemas relacinados con el medicamento.
Offarm 2006;25(8).

40. Hospital Universitario Reina Sofía. Manual de Protocolos y
Procedimientos generales de Enfermería. H-12.1. Normas generales para el
almacenamiento, preparación y administración de medicamentos. 2010.
Junta de Andalucía. [Internet]. Disponible en:
https://www.juntadeandalucia.es/servicioandaluzdesalud/hrs3/fileadmin/
user_upload/area_enfermeria/enfermeria/procedimientos/procedimientos
_2012/h12_1_almacenamiento_conservacion_medicamentos.pdf

41. González J. Almacenamiento y conservación de medicamentos en las
Unidades y/o Servicios Clínicos. Servicio de Salud Metropolitano
Occidente Hospital San Juan de Dios-CDT. 2011.[Internet]. Disponible en:
http://www.hsjd.cl/Intranet/Calidad/Servicios%20de%20Apoyo/APF-
1/1.5/Almacenamiento%20y%20conservacion%20de%20medicamentos%
20en%20las%20Unidades%20yo%20Servicios%20clinicos_2.pdf

42. Cáceres Peñalillo AC. Normas de almacenamiento y mantención de los
depósitos para medicamentos en servicios y unidades clínicas del Hospital
de Linares. 2014. Hospital Base de Linares. [Internet]. Disponible en:
http://www.hospitaldelinares.cl/hoslina/wpcontent/uploads/2013/05/AP
F-1.5-PROTOCOLO_MEDICAMENTOS.pdf

43. Snow J, Organización Mundial de la Salud. Directrices para el
almacenamiento de los medicamentos esenciales y otros insumos básicos
sanitarios. 2003. [Internet]. Disponible en:
http://apps.who.int/medicinedocs/documents/s16726s/s16726s.pdf

44. López Villarejo L, Ramos López E, de la Rosa Rosa A, et al. Guía para
la administración segura de medicamentos. Hospital Universitario Reina
Sofía. Junta de Andalucía. [Internet]. Disponible en:
https://www.juntadeandalucia.es/servicioandaluzdesalud/hrs3/fileadmin/
user_upload/area_enfermeria/enfermeria/publicaciones_enfermeria/medic
amentos.pdf

45. Martín de Rosales Cabrera AM, López Cabezas C, Pernía López MS, et
al. Recomendaciones para la preparación de medicamentos estériles en las
unidades de enfermería. Farm Hosp. 2014;38(1):57-64.

46. Charles D. Protocolo de administración de medicamentos. Clínica Mayor. 2015. [Internet]. Disponible en:
http://www.clinicamayor.net/protocolos/filesprotocolos/GCL%201.2%20Administracion%20de%20Medicamentos-20160205-111029.pdf

47. Miyares Olavarría A. Caídas en pacientes hospitalizados: un Evento Adverso evitable. [Trabajo Fin de Grado.] Universidad de Cantabria; 2014.

48. Dirección de Enfermería Hospital Universitario Ramón y Cajal. Protocolo general caídas. 2005. Madrid. [Internet]. Disponible en:
http://www.madrid.org/cs/Satellite?blobcol=urldata&blobheader=application%2Fpdf&blobkey=id&blobtable=MungoBlobs&blobwhere=1202756185662&ssbinary=true

49. Morse JM, Morse RM, Tylko SJ. Development of a scale to identify the fall-prone patient. Canadian Journal on Aging. 1989;8:366-377.

50. Contreras Riveros Y. Protocolo prevención de caídas. Clínica Mayor. 2015. [Internet]. Disponible en:
http://www.clinicamayor.net/protocolos/filesprotocolos/GCL%202.2%20Prevencion%20de%20Caidas-20160205-123039.pdf

51. Casas Oñate ML, Cerro Serrano C, Martínez Terol F et al. Recomendaciones para la prevención de caídas en pacientes hospitalizados. Complejo Hospitalario Universitario de Albacete. 2012. [Internet]. Disponible en:
http://www.chospab.es/publicaciones/protocolosEnfermeria/documentos/e16faaeec77d5e943d6515699ca107e3.pdf

52. García Cuenca AI, Ramírez Benítez MI, Domínguez Alonso MT, et al. Protocolo de prevención de caídas. Hospital General Universitario de Ciudad Real. 2010. [Internet]. Disponible en: http://www.hgucr.es/wp-content/uploads/2011/05/protocolo-caidas.pdf

53. Cobo Montes, MC. Seguridad del paciente. Protocolo de prevención de caídas. CHRU Carlos Haya. 2011. Málaga. [Internet]. Disponible en:
http://www.hospitalregionaldemalaga.es/LinkClick.aspx?fileticket=xuEUjXMxyss%3D&tabid=519

54. Álvarez Morezuelas N, Asensio Bermejo B, Azkárate Aperribay J, et al. Protocolo de valoración y medidas de prevención a pacientes adultos con riesgo de caídas en la atención hospitalaria de Osakidetza. 2009. [Internet]. Disponible en:
http://extranet.hospitalcruces.com/doc/adjuntos/protocolo%20ca%C3%ADdas%20Osakidetza_2009.pdf

55. Muñoz Conde M, Aguiar García F, Negueruela Ceballos B, et al. Estrategia de prevención, detección y actuación ante el riesgo de caídas en el sistema sanitario público de Andalucía. 2009. Junta de Andalucía. [Internet]. Disponible en:
http://www.juntadeandalucia.es/export/drupaljda/procedimiento_caidas.p

<u>df</u>
56. Ablanedo Suárez JM, Díaz Alonso JM, Fernández Flórez MR, et al. Prácticas seguras relacionadas con cuidados de Enfermería. Prevención de caídas de pacientes ingresados. 2010. Gobierno del Principado de Asturias. Consejería de Salud y Servicios Sanitarios.[Internet]. Disponible en: <u>https://www.asturias.es/Astursalud/Ficheros/AS_Calidad%20y%20Sistem</u> <u>as/AS_Calidad/SEGURIDAD%20DEL%20PACIENTE/Folleto%20prev</u> <u>encion%20caidas.pdf</u>

57. Fernández Molina MA, Abellán García C, Domingo Pozo M. Prevención de las caídas del paciente hospitalizado en el HGUA. 2013. Departamento de Salud Alicante- Hospital General. [Internet]. Disponible en: <u>http://cuidados20.san.gva.es/documents/15149/23834/Prevenci%C3%B3</u> <u>n+de+ca%C3%ADdas+del+paciente+hospitalizado+del+Departamento+</u> <u>de+Salud+Alicante.+Hospital+General</u>

58. Hill-Rodríguez D, Messmer P, Williams PD, et al. The Humpty Dumpty Falls Scale: A Case-Control Study JSPN. Vol.14,1. 2009.

59. Rodríguez de Vera M, Alarcón N, Ruiz J, Pérez M. Inmovilización de pacientes y sujeción mecánica. Albacete: Complejo Hospitalario Universitario de Albacete (CHUA); 2012.

60. Subdirección General de Gestión del IMSERSO. Protocolo de contenciones. 2º edición. IMSERSO; 2015. Disponible en: http://www.dependencia.imserso.es/interpresent3/groups/imserso/docu ments/binario/im_089261.pdf

61. Grupo de trabajo sobre mejora del ambiente terapéutico. Protocolo de contención mecánica. Andalucía: Programa de Salud Mental. Servicio Andaluz de Salud; 2010.

62. Ministerio de Salud Pública. Guía de Práctica Clínica (GPC): Transfusión de sangre y sus componentes. 1ª Edición. Quito: Dirección Nacional de Normalización; 2013.

63. Funes C, Salido E. Manual de transfusión de hemoderivados. 3ª Edición. Murcia: Servicio de hematología y hemoterapia. Hospital Universitario Virgen de la Arrixaca; 2012.

64. Guía Básica de Riesgos Laborales específicos en el Sector Sanitario. 1ª Edición. Valladolid: Secretaría de Salud Laboral. CC.OO Castilla y León; 2012. Disponible en: <u>http://www.sanidad.ccoo.es/comunes/recursos/15617/doc142620_Guia_</u> <u>Basica_de_riesgos_laborales_en_el_sector_sanitario.pdf</u>

65. Protocolo para la gestión de residuos sanitarios generados en los centros dependientes del SESCAM. 1ª Edición. Castilla la Mancha: Servicio de Salud de Castilla la Mancha (SESCAM); 2013. Disponible en: http://www.chospab.es/enfermeria/Documentos/Protocolo_Residuos.pdf

66. Muñoz Rodríguez A, Ballesteros Úbeda MV, Escanciano Pérez I, Polimón Olibarrieta I, Díaz Ramírez C, González Sánchez J, Aparicio Martín A, Sánchez Mirantes A, Búa Ocaña S, López Hernández R, Caballero Romero MA. Manual de protocolos y procedimientos en el cuidado de las heridas. Madrid: Hospital Universitario Móstoles; 2011.

67. World Health Organization (WHO). Directrices de la OMS sobre el tratamiento farmacológico del dolor persistente en niños con enfermedades médicas [internet]. 2012. Disponible en: http://www.who.int/medicines/areas/quality_safety/3PedPainGLs_covers panish.pdf

68. 1aria [internet]. Escalas de valoración del dolor. Actualizado Diciembre 2012. Disponible en: http://www.1aria.com/docs/sections/areaDolor/escalasValoracion/Escala sValoracionDolor.pdf

69. Belén Larrea A., Marcela Ávila Á., Cindy Raddatz M. Manejo del dolor en pacientes quemados. Rev. chil. anest. 2015;44(1):78-95.

70. 1aria [internet]. Escalera-ascensor analgésico de la OMS y los fármacos del dolor. Actualizado Mayo 2015. Disponible en:http://www.1aria.com/contenido/dolor/programa-dolor/dolor-tratamiento/dolor-tratamiento-escalera-oms-farmacos

71. FREMAP. Manual de Seguridad y Salud en Sector Hospitales. Madrid: FREMAP; 2006. Disponible en: http://prevencion.fremap.es/MaterialDivulgativo/Paginas/Manuales.aspx#contenido65

72. Sáenz Domínguez J, Esparza M, Eceiza I. Medidas de aislamiento y otras precauciones para pacientes con enfermedades transmisibles. San Sebastián: Hospital Donostia; 2006. Disponible en: http://www.osakidetza.euskadi.eus/contenidos/informacion/hd_publicaci ones/es_hdon/adjuntos/Protocolo31AislamientoEnfermedadesTransmisib lesC.pdf

73. Ferreras Remesal A, Echevarría García J. Manual para la prevención de riesgos ergonómicos y psicosociales en los centros de atención a personas en situación de dependencia. 1ª ed. [Valencia]: Instituto de Biomecánica de Valencia; 2007. Disponible en: http://www.sanidad.ccoo.es/comunes/recursos/30/pub36899_Manual_pa ra_la_prevencion_de_riesgos_ergonomicos_y_psicosociales_en_los_centro s_de_atencion_a_personas_en_situacion_de_dependencia.pdf

74. Diputación de Cádiz. Función Pública y Recursos Humanos. Prevención y Salud Laboral. Manual de Prevención de Riesgos en el Sector Sanitario. Cádiz.

75. FREMAP. Manual de Seguridad y Salud en el Sector Hospitales. Gobierno de España. [Internet]. Disponible en:

http://prevencion.fremap.es/Buenas%20prcticas/MAN.013%20(castellano
)%20-%20M.S.S.%20Sector%20Hospitalario.pdf

76. MC MUTUAL. Buenas prácticas en prevención de riesgos laborales: auxiliar de Enfermería o técnico de atención sociosanitaria. Ministerio de Empleo y Seguridad Social. [Internet]. Disponible en: https://www.mc-mutual.com/export/sites/default/es/webpublica/PrestacionesServicios/ac tividadesPreventivas2/resources/manuales/prl_enfermeria_es.pdf

77. CC.OO. Castilla y León. Guía Básica de Riesgos Laborales específicos en el Sector Sanitario. 2011. [Internet]. Disponible en: http://www.sanidad.ccoo.es/comunes/recursos/15617/doc142620_Guia_ Basica_de_riesgos_laborales_en_el_sector_sanitario.pdf

78. E-FACTS. Tánicas de movilización manual de pacientes para prevenir los trastornos musculoesqueléticos en el sector de la atención sanitario. Vol.28. [Internet]. Disponible en: https://osha.europa.eu/es/tools-and-publications/publications/e-facts/efact28

79. Junta de Andalucía. Consejería de Salud. Estrategia para la Seguridad del Paciente del SSPA. Procedimiento General de Identificación de Pacientes (Anexo 1). [Internet]. 2009. http://www.juntadeandalucia.es Disponible en: http://www.juntadeandalucia.es/agenciadecalidadsanitaria/observatorioseg uridadpaciente/gestor/sites/PortalObservatorio/es/galerias/descargas/pra cticas_seguras/procedimiento_identificacion_pacientes.pdf

80. Martínez L, Gimeno V, Anglès R, Bañeres J, Torralba L, Manzanera R. Sistemas de identificación de pacientes en hospitales de Cataluña. Revista de Calidad Asistencial. 2008;23(4):158-163.

81. Complejo Hospitalario Universitario de Albacete, SESCAM. Protocolo de identificación de pacientes. 2010.

82. Pérez A, Díaz A, Fernández Chaves N. Protocolo de Identificación de paciente. 2012. División Enfermería Hospital de Clínicas.

83. Morís de la Tassa J, Fernández de la Mota E, Aibar-Remón S, et al. Identificación inequívoca de pacientes ingresados en hospitales del Sistema Nacional de Salud. Med Clin Monogr (Barc) 2008;131(3):72-78.

84. Pecci E. Cheklist quirúrgico. Una herramienta para la seguridad del paciente. Rev enferm CyL [Internet]. 2013 [citado 2 Febrero 2017];5(2):30-42. Disponible en: http://www.revistaenfermeriacyl.com/index.php/revistaenfermeriacyl/artic le/view/104

85. Reyes F, Sánchez S, Jiménez A, Egea A, Carrascosa A, Altozano M et al. Check list quirúrgico. En: 2° Congreso Nacional de Enfermería en Cirugía; 2010; Madrid. Disponible en: http://www.codem.es/Documentos/Informaciones/Publico/440fa1be487 e4e7ebd08b573c84db01e/63587e1e83a8438ea0d3b9870ee93d17/3639e931 -be26-451597909cc78f617e7/Check_List_Quirurgico.pdf

86. Romero O, García M, Fernández M, Ramos J, Guerrero J, Mármol R. La seguridad del paciente como indicador de la calidad asistencial y del trabajo enfermero. El empleo del "listado prequirúrgico". Enfuro [Internet]. 2012 [citado 2 Febrero 2017];121:35-40. Disponible en: http://enfuro.es/images/Revistas%20ENFURO/Enfuro121.pdf

87. Bachiller J. Guía para la incorporación de la seguridad clínica a pacientes que van a ser intervenidos quirúrgicamente en el SSPA. 1st ed. Consejería de Salud de la Junta de Andalucía; 2010. Disponible en: http://www.juntadeandalucia.es/agenciadecalidadsanitaria/observatorioseg uridadpaciente/gestor/sites/PortalObservatorio/cirugiasegura/index.html

88. Centro de Atención Integral en Salud Mental Estancia Breve. Procedimiento para la aplicación del programa de vigilancia epidemiológica de las infecciones nosocomiales. Jalisco: Secretaría de Salud del Gobierno de Jalisco; 2014.

89. López L, Pastrana I, González J, Álvarez S, Rodríguez J. Caracterización de las infecciones nosocomiales. Rev Ciencias Médicas [Internet]. 2013 [citado 7 Febrero 2017];17(2):86-97. Disponible en: http://scielo.sld.cu/scielo.php?script=sci_arttext&pid=S1561-31942013000200010

90. Organización Mundial de la Salud (OMS). Una buena higiene de las manos por parte de los profesionales de la salud protege a los pacientes de las infecciones farmacorresistentes [Internet]. 2014. Disponible en: http://www.who.int/mediacentre/news/releases/2014/hand-hygiene/es/

91. Maigua G. Evaluación de la adhesión de lavado clínico de manos en el personal de salud que laboran en los distintos servicios del hospital provincial general de Latacunga [Trabajo Fin de Grado en Internet]. Lacatunga: Universidad Central del Ecuador; 2015 [citado 28 Enero 2017]. 102p. Disponible en: http://www.dspace.uce.edu.ec/bitstream/25000/5582/1/T-UCE-0006-048.pdf

92. Simón D, Moldes A, Cordeiro G. Análisis observacional del uso de agua durante el lavado quirúrgico de manos: el agua como recurso hospitalario derrochado. Revista Colombiana de Enfermería [Internet]. 2015 [citado 13 Febrero 2017];11(10):57. Disponible en: http://www.uelbosque.edu.co/sites/default/files/publicaciones/revistas/r evista_colombiana_enfermeria/volumen11/007_articulo5_rev_enfermeria_ Vol11A10.pdf

93. Álvarez F. El lavado de manos. Prevención de infecciones trasmisibles. Gaceta Médica Espirituana [Internet]. 2011 [citado 16 Febrero 2017];13(1). Disponible en: http://new.medigraphic.com/cgibin/contenido.cgi?IDPUBLICACION=3 467

94. Águeda San Martín L. Cura de heridas quirúrgicas. Protocolo de actuación. Universidad pública de navarra. 2014.

95. Casamada Humet N, Ibáñez Martínez N, Rueda López J, Torra Bou JE. Guía práctica de la utilización de antisépticos en el cuidado de las heridas ¿Dónde?, ¿cuándo? Y ¿por qué?. Laboratorios SALVAT. Barcelona. 2012 (1).

96. Hospital Santos Reyes. Precauciones y aislamientos en patología infecciosa [Internet]. Saludcastillayleon.es. [citado 18 Febrero 2017]. Disponible   en: http://www.saludcastillayleon.es/HSReyesAranda/es/calidad/precaucione s-aislamientos-patologia-infecciosa

97. Hospital General Universitario Gregorio Marañón. Realización de electrocardiograma. Madrid: Comunidad de Madrid; 2011. Disponible en: http://www.madrid.org/cs/Satellite?cid=1142605667587&language=es&p ageid=1142605665078&pagename=HospitalGregorioMaranon%2FHOSP_ Contenido_FA%2FHGMA_generico

98. Enfermeriapractica.com. Realización de electrocardiograma [Internet]. Enfermeriapractica.com. [citado 19 Febrero 2017]. Disponible en: http://enfermeriapractica.com/procedimientos/realizacion-de-electrocardiograma Disponible en: http://enfermeriapractica.com/procedimientos/realizacion-de-electrocardiograma

10 ANEXOS

EDITOR: *Diego Molina Ruiz*

ANEXO 1. TABLA 1.
Tabla 1. Material de extracción de sangre venosa.

MATERIALES NECESARIOS PARA LA EXTRACCIÓN DE SANGRE VENOSA.		
Bandeja	Algodón / Gasas	Antiséptico
Jeringa / Vacutainer	Aguja IV	Esparadrapo
Guantes	Tubos de muestras	Compresor
Petición de la analítica	Etiquetas	Contenedor de objetos punzantes

Fuentes: Hospital Regional Universitario Carlos Haya, Junta de Andalucía. Protocolo de extracción venosa. 2009. Disponible en:
http://www.hospitalregionaldemalaga.es/LinkClick.aspx?fileticket=IbzbXkPHBiU%3D&ta bid=162 Hospital Universitario Reina Sofía. Manual de protocolos y procedimientos generales de Enfermería. Extracción de sangre venosa. 2010. Junta de Andalucía. Disponible en:
https://www.juntadeandalucia.es/servicioandaluzdesalud/hrs3/fileadmin/user_upload/area_en fermeria/enfermeria/procedimientos/procedimientos_2012/rd6_extraccion_sangre_venosa.pdf. Deschka M. La extracción de sangre en la práctica. Guía para extractores de sangre. Toma de muestra fácil y segura de sangre capilar y venosa en pacientes externos e internos. SARSTEDT. Disponible en:
https://dafxbb5uxjcds.cloudfront.net/fileadmin/user_upload/99_Literatur/Spanisch/492_M arcDeschka_BE_ES_0114.pdf.Ayesa Cano P. Protocolo de extracción sanguínea venosa y arterial. Clínica Sant Antoni. 2012. [Internet]. Disponible en:
http://www.csantantoni.com/wp-content/uploads/2015/11/PR025-Protocolo-de-Extracci%C3%B3n-Sangu%C3%ADnea-Venosa-y-Arterial.pdf

EDITOR: *Diego Molina Ruiz*

ANEXO 2. TABLA 2.

Tabla 2. Materiales necesarios para la extracción de sangre arterial.

MATERIALES NECESARIOS PARA EXTRACCIÓN DE SANGRE ARTERIAL.			
Jeringa de gasometría	Antiséptico	Gasas estériles	Guantes
Bandeja	Esparadrapo	Etiquetas	Petición

Fuente: Ayesa Cano P. Protocolo de extracción sanguínea venosa y arterial. Clínica Sant Antoni. 2012. [Internet]. Disponible en:

http://www.csantantoni.com/wpcontent/uploads/2015/11/PR025-Protocolo-de-Extracci%C3%B3n-Sangu%C3%ADnea-Venosa-y-Arterial.pdf

EDITOR: *Diego Molina Ruiz*

ANEXO 3. TABLA 3.

Tabla 3. Material necesario para la extracción de hemocultivos.

MATERIALES NECESARIOS PARA LA EXTRACCIÓN DE HEMOCULTIVOS.			
Mascarilla	Guantes estériles	Campo estéril	Gasas estériles
Antiséptico	Suero fisiológico estéril	Compresor	Esparadrapo
Jeringas para extracción	Agujas intravenosas	Frascos de hemocultivos	Etiquetas y petición

Fuente: Hospital Universitario de Valme. Unidad Clínica de Enfermedades Infecciosas y Microbiología. Protocolo para la extracción de hemocultivos. Junta de Andalucía. 2011. Disponible en:
https://elenfermerodelpendiente.files.wordpress.com/2016/01/protocolo_extraccion_he mocultivos_2011.pdf

EDITOR: *Diego Molina Ruiz*

ANEXO 4. TABLA 4.

Tabla 4. Materiales para la extracción de sangre de un catéter central.

MATERIALES NECESARIOS PARA LA EXTRACCIÓN DE SANGRE DE UN CATÉTER CENTRAL.		
Guantes estériles	Guantes no estériles	Gasas estériles
Jeringa estéril 10 ml	Bandeja	Paño estéril
Jeringa con S. Fisiológico	Jeringas estériles	Tubos de extracción / equipo de gasometría
Aguja	Petición de la analítica	Etiquetas

Fuente: Quintanilla Tello GM, Gil Gómez S, Rodríguez Fermoselle B, Cano Cebrián ML, García Pérez MP, Gerónimo Pardo M. Protocolo de extracción sanguínea a través de los distintos tipos de catéteres. Complejo Hospitalario Universitario Albacete y SESCAM.

Deschka M. La extracción de sangre en la práctica. Guía para extractores de sangre. Toma de muestra fácil y segura de sangre capilar y venosa en pacientes externos e internos. SARSTEDT. Disponible en:

https://dafxbb5uxjcds.cloudfront.net/fileadmin/user_upload/99_Literatur/Spanisch/492_M arcDeschka_BE_ES_0114.pdf.

EDITOR: *Diego Molina Ruiz*

ANEXO 5. TABLA 5.

Tabla 5. Materiales necesarios para la extracción de sangre de port-a-catch.

MATERIALES NECESARIOS PARA EXTRACCIÓN DE SANGRE DE POR-A-CATCH.			
Guantes estériles	Gasas estériles	Apósito transparente	Esparadrapo
Agujas anguladas de 90º / rectas tipo Hubber / agujas Gripper	Alargadera	Jeringas de 10-20 ml	Suero fisiológico 20 ml
Solución heparinizada (100cc suero salino + 5000 U.I heparina)	Clorhexidina 2%	Paños estériles Paño estéril fenestrado	Llave de tres pasos
Bandeja	Tubos de extracción	Etiquetas	Petición

Fuente: Quintanilla Tello GM, Gil Gómez S, Rodríguez Fermoselle B, Cano Cebrián ML, García Pérez MP, Gerónimo Pardo M. Protocolo de extracción sanguínea a través de los distintos tipos de catéteres. Complejo Hospitalario Universitario Albacete y SESCAM.

Deschka M. La extracción de sangre en la práctica. Guía para extractores de sangre. Toma de muestra fácil y segura de sangre capilar y venosa en pacientes externos e internos. SARSTEDT. Disponible en:

https://dafxbb5uxjcds.cloudfront.net/fileadmin/user_upload/99_Literatur/Spanisch/492_M arcDeschka_BE_ES_0114.pdf.

EDITOR: *Diego Molina Ruiz*

ANEXO 6. TABLA 6.

Tabla 6. Signos y/o síntomas de flebitis. Actividades dirigidas a su tratamiento.

DOLOR / CALOR / RUBOR.	AUMENTO DE LA Tª.	EDEMA CUTÁNEO.
"Deterioro del bienestar en relación con dolor, rubor y calor en el punto de punción manifestado por quejas verbales y miedo manifiesto a mover el miembro".	"Desequilibrio de la temperatura corporal en relación con la flebitis manifestado por febrícula y escalofríos, malestar general y dolor de cabeza".	"Deterioro de la integridad física cutánea en relación con edema manifestado con fóvea, deshidratación y tirantez local".
VALORACIÓN: Identificar manifestación de dolor a nivel local y aumento de la temperatura en el punto de inserción.	VALORACIÓN: Detectar signos de febrícula como escalofríos, tiritona, sudoración o dolor de cabeza. Tomar temperatura corporal.	VALORACIÓN: Identificar los datos objetivos de edema local. Identificar signos de enrojecimiento. Valorar el estado de nutrición de la piel.
OBJETIVO: El paciente indicará que la sensación de dolor ha disminuido y podrá movilizar el miembro sin dolor.	OBJETIVO: Mantener en normotermia al paciente.	OBJETIVO: Habrá reducción o desaparición del edema en la zona afectada.

ACTIVIDADES:	ACTIVIDADES:	ACTIVIDADES:
1. Aplicación de frio local.	1. Recoger muestras para cultivo.	1. Aplicación de medios físicos.
2. Reducir-eliminar los factores que incrementan la experiencia dolorosa.	2. Aplicación de medios físicos.	2. Elevación del miembro afectado.
3. Administración de analgesia pautada.	3. Administración de antitérmicos pautados.	3. Aplicación de pomadas antiinflamatorias pautadas.
4. Colaborar con el individuo para determinar qué métodos podrían usarse para reducir el dolor.	4. Mantener entorno aireado y silencioso.	4. Hidratar la piel.

Fuentes: Chumillas Fernández A, Sánchez González N, Sánchez Córcoles M. Plan de cuidados para la prevención de flebitis por inserción de catéter periférico. Revista de Enfermería. N° 15. Albacete. 2002. [Internet]. Disponible en:
https://www.uclm.es/ab/enfermeria/revista/numero%2015/numero15/flebitis.htm.

U.G.C Medicina interna Área de Gestión Sanitaria Norte de Almería. Procedimiento de Enfermería sobre canalización, cuidados y mantenimiento del catéter venoso periférico. Junta de Andalucía. [Internet].

ANEXO 7. TABLA 7.
Tabla 7. Escala de Maddox. Escala visual de valoración de flebitis.

ESCALA VISUAL DE VALORACIÓN DE FLEBITIS.			
Sin dolor, eritema, hinchazón ni cordón palpable.	0	**NO** signos de flebitis. **OBSERVE** punto de inserción.	**SIN DOLOR.**
Dolor sin eritema, hinchazón ni cordón palpable en la zona de punción.	1	Posible signo de infección. **OBSERVE** punto de inserción.	**DOLOR MODERADO.**
Dolor con eritema y/o hinchazón sin cordón palpable en la zona de punción.	2	**Inicio de flebitis.** **RETIRE** el catéter.	**DOLOR MODERADO.**
Dolor, eritema, hinchazón, endurecimiento o cordón venoso palpable <6 cm por encima del sitio de inserción.	3	**Etapa media de flebitis.** **RETIRE** el catéter y valore tratamiento.	**DOLOR MODERADO.**
Dolor, eritema, hinchazón, endurecimiento cordón venoso palpable >6 cm por encima del sitio de inserción y/o purulencia.	4	**Avanzado estado de flebitis.** **RETIRE** el catéter y valore tratamiento.	**DOLOR SEVERO.**
Trombosis venosa franca con todos los signos anteriores y dificultad o detención de la perfusión.	5	**Tromboflebitis.** **RETIRE** el catéter e inicie tratamiento.	**DOLOR SEVERO.**

Fuente: González Suárez E, Argüelles Martínez AR, Martínez Bueno B. Protocolo para la inserción, mantenimiento y retirada del catéter venoso periférico. 5ª ed. Hospital Universitario Central de Asturias. 2013. [Internet]. Disponible en: http://www.hca.es/huca/web/enfermeria/html/f_archivos/Cateter%20venoso%20periferico.pdf.

EDITOR: *Diego Molina Ruiz*

ANEXO 8. FIGURA 1.

Figura 1. Fijación de catéter intravenoso.

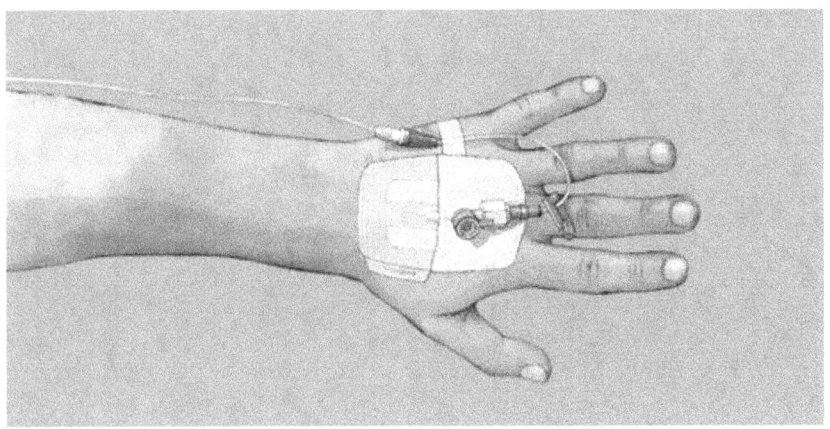

EDITOR: *Diego Molina Ruiz*

ANEXO 9. TABLA 8.
Tabla 8. Medidas específicas de conservación.

MEDIDAS ESPECÍFICAS DE CONSERVACIÓN.		
COLIRIOS	**POMADAS OFTÁLMICAS**	**POMADAS, CREMAS Y SOLUCIONES ORALES**
- Rotular la fecha de apertura. - Conservar en frigorífico. - Conservar con el envase cerrado. - Desechar transcurridos 20 días desde su apertura.	- Previo a la aplicación, limpiar la punta con una gasa estéril. - Previo a la aplicación, desechar un poco de pomada.	- Rotular la fecha de apertura. - Conservar en el frigorífico. - Conservar con el envase cerrado. - Desechar transcurrido 1 mes desde su apertura.
NUTRICIÓN PARENTERAL	**CITOSTÁTICOS**	**SUEROS**
- Conservar en frigorífico. - Conservar protegidas de la luz. - Se deben administrar a temperatura ambiente.	- Separadas del resto de medicación. - Almacenar según el etiquetado: - Refrigeración y temperatura que requiere. - Protección de la luz. - Cuánto tiempo debe almacenarse en frigorífico o ambiente. - Tiempo de estabilidad.	- No colocar las cajas en el suelo y no deben apilarse a más de un metro de altura. - Protegidas del calor y luz directa.

Fuente Cáceres Peñalillo AC. Normas de almacenamiento y mantención de los depósitos para medicamentos en servicios y unidades clínicas del Hospital de Linares. 2014. Hospital Base de Linares. [Internet]. Disponible en: http://www.hospitaldelinares.cl/hoslina/wp-content/uploads/2013/05/APF-1.5-PROTOCOLO_MEDICAMENTOS.pdf

EDITOR: *Diego Molina Ruiz*

ANEXO 10. TABLA 9.
Tabla 9. Factores de riesgo de caída.

FACTORES DE RIESGO DE CAÍDA.		
FACTORES RELACIONADOS CON EL PACIENTE.	1. Edad superior a 65 años o menor a 5 años. 2. Antecedentes de caídas. 3. Déficit de la movilidad. 4. Estado de confusión, desorientación y/o alucinación. 5. Dificultad cognitiva. 6. Impotencia funcional. 7. Inestabilidad motora. 8. Debilidad muscular. 9. Alteraciones sensitivas. 10. Postoperatorio inmediato.	11. Sedación o tratamiento farmacológico predisponente. 12. Alcoholismo y/o drogadicción. 13. Hipotensión. 14. Hipoglucemia. 15. Portadores de dispositivos externos que influyen en la movilidad. 16. Ansiedad relacionada con el patrón de eliminación en pacientes en reposo absoluto. 17. Enfermedades neurológicas. 18. Enfermedades cardíacas. 19. Enfermedades respiratorias.

FACTORES RELACIONADOS CON EL ENTORNO.	1. Inadecuada colocación de barandillas en la cama. 2. Inadecuada colocación de los frenos de la cama. 3. Iluminación inadecuada.	4. Timbre de llamada inaccesible. 5. Mobiliario inadecuado o desorden. 6. WC inaccesible o sin adaptación. 7. Suelo mojado deslizante. 8. Ropa y calzado inadecuado.

Fuentes: Dirección de Enfermería Hospital Universitario Ramón y Cajal. Protocolo general caídas. 2005. Madrid. [Internet]. Disponible en:

http://www.madrid.org/cs/Satellite?blobcol=urldata&blobheader=application%2Fpdf&blobk ey=id&blobtable=MungoBlobs&blobwhere=1202756185662&ssbinary=true. - Casas Oñate ML, Cerro Serrano C, Martínez Terol F et al. Recomendaciones para la prevención de caídas en pacientes hospitalizados. Complejo Hospitalario Universitario de Albacete. 2012. [Internet]. Disponible en:

http://www.chospab.es/publicaciones/protocolosEnfermeria/documentos/e16faaeec77d5e943d6 515699ca107e3.pdf - Cobo Montes, MC. Seguridad del paciente. Protocolo de prevención de caídas. CHRU Carlos Haya. 2011. Málaga. [Internet]. Disponible en:

http://www.hospitalregionaldemalaga.es/LinkClick.aspx?fileticket=xuEUjXMxyss%3D&ta bid=519. - Alvarez Morezuelas N, Asensio Bermejo B, Azkárate Aperribay J, et al. Protocolo de valoración y medidas de prevención a pacientes adultos con riesgo de caídas en la atención hospitalaria de Osakidetza. 2009. [Internet].

ANEXO 11. TABLA 10.

Tabla 10. Escala de Riesgo de Caídas (J.H. Downton).

ESCALA DE RIESGO DE CAÍDAS (J.H.DOWNTON)		
Alto riesgo: Mayor a 2 puntos.		
CAÍDAS PREVIAS	No	0
	Si	1
MEDICAMENTOS	Ninguno	0
	Tranquilizantes – sedantes	1
	Diuréticos	1
	Hipotensores (no diuréticos)	1
	Antiparkinsonianos	1
	Antidepresivos	1
	Anestesia	1
DEFICITS SENSITIVO – MOTORES	Ninguno	0
	Alteraciones visuales	1
	Alteraciones auditivas	1
	Extremidades (parálisis, paresia...)	1
ESTADO MENTAL	Orientado	0
	Confuso	1
DEAMBULACIÓN	Normal	0
	Segura con ayuda	1
	Insegura con ayuda / sin ayuda	1
	Imposible	1
EDAD	< 70 años	0
	>70 años	1

Fuente: Dirección de Enfermería Hospital Universitario Ramón y Cajal. Protocolo general caídas. 2005. Madrid. [Internet]. Disponible en:
http://www.madrid.org/cs/Satellite?blobcol=urldata&blobheader=application%2Fpdf&blobkey=id&blobtable=MungoBlobs&blobwhere=1202756185662&ssbinary=true

ANEXO 12. TABLA 11.
Tabla 11. Escala de Morse.

ESCALA DE RIESGO DE CAÍDAS (MORSE)		
CAÍDAS RECIENTES	No	0
(Últimos 3 meses)	Si ·	25
DIAGNÓSTICO	No	0
SECUNDARIO	Si	15
AYUDA PARA DEAMBULAR	Reposo en cama. Asistencia de Enfermería	0
	Bastón/Muletas/Andador	15
	Se apoya en los muebles	30
VÍA VENOSA	No	0
	Si	20
DEAMBULACIÓN	Normal/Inmovilizado/En reposo en cama	0
	Débil	10
	Alterada. Requiere asistencia	20
CONCIENCIA / ESTADO MENTAL	Consciente de sus limitaciones	0
	No consciente de sus limitaciones	15

Fuente: Morse JM, Morse RM, Tylko SJ. Development of a scale to identify the fall-prone patient. Canadian Journal on Aging. 1989;8:366-377.

EDITOR: *Diego Molina Ruiz*

ANEXO 13. TABLA 12.
Tabla 12. Escala de Humpty Dumpty.

UNIDADES PEDIATRICAS: ESCALA DE HUMPTY DUMPTY		
NIÑO HOSPITALIZADO		
PARÁMETROS	**CRITERIOS**	**PUNTOS**
EDAD	Menos de 3 años	4
	De 3-7 años	3
	7-13 años	2
	Más de 13 años	1
GÉNERO	Hombre	2
	Mujer	1
DIAGNÓSTICO	Problemas neurológicos	4
	Alteraciones de oxigenación (problemas respiratorios, anemia), deshidratación, anorexia, vértigo	3
	Trastornos psíquicos o de conducta	2
	Otro diagnóstico	1
DETERIORO COGNITIVO	No conoce sus limitaciones	3
	Se le olvida sus limitaciones	2
	Orientado en sus propias capacidades	1
FACTORES AMBIENTALES	Historia de caída de bebes o niños pequeños desde la cama	4
	Utiliza dispositivos de ayuda en la cuna, iluminación, muebles	3
	Paciente en la cama	2
	Paciente ambulatorio	1
CIRUGÍA O SEDACIÓN ANESTÉSICA	Dentro de las 24 horas	3
	Dentro de 48 horas	2
	Más de 48 horas/ninguna	1
MEDICACIÓN	Uso de múltiples medicamentos sedantes, hipnóticos, barbitúricos, fenotiazinas, antidepresivos, laxantes o diuréticos narcóticos	3
	Uno de los medicamentos antes mencionados	2
	Ninguno	1

EDITOR: *Diego Molina Ruiz*

Fuente: Hill-Rodriguez D, Messmer P, Williams PD, et al. The Humpty Dumpty Falls Scale: A Case-Control Study JSPN. Vol.14,1. 2009.

ANEXO 14. TABLA 13.

Tabla 13. Medidas generales de prevención de caídas.

MEDIDAS GENERALES DE PREVENCIÓN DE CAÍDAS.	
MEDIDAS GENERALES.	
1. Informar al paciente de que pida ayuda en cualquier momento que sea necesario.	8. Facilitar el acceso al WC e incorporar medidas necesarias para la correcta utilización.
2. Colocar pulsera de identificación de algún color llamativo (especificado en cada unidad) para identificar al paciente con alto riesgo.	9. Informar al paciente y al personal si se ha derramado algún líquido en la habitación para recoger inmediatamente.
3. Comprobar la posición de la cama y de las barandillas.	10. Mantener ordenada la habitación.
4. Verificaremos que la cama se encuentre frenada.	11. Antes de levantar al paciente de la cama, mantenerlo incorporado – sentado durante unos minutos previos a levantarse para evitar sufrir hipotensión ortostática.
5. Mantener cerca del paciente aquellos aparatos útiles que suele usar para ayudarse en la deambulación (bastón, caminador, gafas...).	
6. Mantener iluminación adecuada durante el día y mantener cierta iluminación nocturna.	12. Sentar al paciente adecuadamente en la silla o cama.
7. Asegurar que el paciente accede fácilmente al timbre de llamada.	13. Aplicar medidas de sujeción en cama o sillón en los casos que se precise.
	14. Evitar suelos húmedos o mojados.
	15. Acompañar y ayudar al paciente que precisa ayuda para la movilidad – deambulación.

EN LA UNIDAD INFANTIL.	EN EL ÁREA QUIRÚRGICA Y URGENCIAS.
1. En caso de bebés en cuna, se levantarán las barandillas e instruiremos a la familia en no dejar solo al bebé en la cuna sin estas protecciones adecuadamente colocadas. 2. No dejar a niños solos en el WC.	1. Se deben levantar las barandillas de la cama a excepción de casos en los que sea necesaria dejarlas bajada para acceder y realizar correctamente la técnica. 2. Realizar correctamente las movilizaciones de cama a camilla o viceversa; y en cambios posturales. 3. Tras el reposo, la primera movilización del paciente tras una intervención quirúrgica se deberá realizar con ayuda.

Fuentes: Dirección de Enfermería Hospital Universitario Ramón y Cajal. Protocolo general caídas. 2005. Madrid. [Internet]. Disponible en: http://www.madrid.org/cs/Satellite?blobcol=urldata&blobheader=application%2Fpdf&blobk ey=id&blobtable=MungoBlobs&blobwhere=1202756185662&ssbinary=true. *Contreras Riveros Y. Protocolo prevención de caídas. Clínica Mayor. 2015. [Internet]. Disponible en:* http://www.clinicamayor.net/protocolos/filesprotocolos/GCL%202.2%20Prevencion%20de%2 0Caidas-20160205-123039.pdf. *Casas Oñate ML, Cerro Serrano C, Martínez Terol F et al. Recomendaciones para la prevención de caídas en pacientes hospitalizados. Complejo Hospitalario Universitario de Albacete. 2012. [Internet]. Disponible en:* http://www.chospab.es/publicaciones/protocolosEnfermeria/documentos/e16faaeec77d5e943d6 515699ca107e3.pdf. *Cobo Montes, MC. Seguridad del paciente. Protocolo de prevención de caídas. CHRU Carlos Haya. 2011. Málaga. [Internet]. Disponible en:* http://www.hospitalregionaldemalaga.es/LinkClick.aspx?fileticket=xuEUjXMxyss%3D&ta bid=519. *Alvarez Morezuelas N, Asensio Bermejo B, Azkárate Aperribay J, et al. Protocolo de valoración y medidas de prevención a pacientes adultos con riesgo de caídas en la atención hospitalaria de Osakidetza. 2009*

ANEXO 15. TABLA 14.
Tabla 15. Medidas específicas en la prevención de caídas.

MEDIDAS ESPECÍFICAS EN LA PREVENCIÓN DE CAÍDAS.	
RELACIONADAS CON MOVILIDAD.	**RELACIONADAS CON ALTERACIONES SENSORIALES.**
1. Proporcionar material de apoyo y mantenerlos accesibles al paciente. 2. Informar al paciente sobre la necesidad de pedir ayuda en los casos en los que necesite. 3. Ayudar al paciente en los desplazamientos y en la higiene, fortaleciendo su independencia pero sirviendo de apoyo. 4. Aconsejar la realización de ejercicios de rehabilitación para el fortalecimiento muscular. 5. Extremar los cuidados anteriores en el caso de que sean pacientes portadores de vías endovenosas, sondaje o drenajes.	1. Poner al alcance del paciente los objetos que precise. 2. Recordar al paciente que use o tenga siempre accesible las gafas o audífonos. 3. Hablar claro y comprobar que entiende lo que le explicamos.
RELACIONADAS CON EL NIVEL DE CONCIENCIA.	**RELACIONADAS CON LA ELIMINACIÓN.**
1. Orientar en las tres esferas al paciente en el entorno hospitalario. 2. Valorar riesgos derivados del tratamiento farmacológico. 3. Eliminar objetos cercanos al paciente que puedan provocarle alguna lesión. 4. Aplicar el protocolo de sujeción mecánica si es necesario.	1. Proporcionar ayuda al paciente para ir al WC y recomendar el uso de botella o cuña durante la noche. 2. Disponer de una iluminación adecuada. 3. En el caso de administrar enemas o laxantes, proporcionar ayuda al paciente para ir al WC.

RELACIONADAS CON EL TRATAMIENTO FARMACOLÓGICO.	RELACIONADAS CON CAÍDAS PREVIAS.
1. Revisar periódicamente el tratamiento farmacológico y manejarlo de forma adecuada. 2. Valorar el efecto de la medicación. 3. En el caso de tratamiento con diuréticos, proporcionar ayuda al paciente para ir al WC y recomendar uso de botella o cuña durante la noche.	1. Conocer la historia de las caídas previas para identificar las circunstancias o causas que la produjeron. 2. Reforzar la confianza y disminuir el miedo – ansiedad del paciente ante nuevas caídas. 3. Educar sobre los factores predisponentes a las caídas para que los pacientes puedan prevenirlos o evitarlos.

Fuentes: Dirección de Enfermería Hospital Universitario Ramón y Cajal. Protocolo general caídas. 2005. Madrid. [Internet]. Disponible en:

http://www.madrid.org/cs/Satellite?blobcol=urldata&blobheader=application%2Fpdf&blobk ey=id&blobtable=MungoBlobs&blobwhere=1202756185662&ssbinary=true. Contreras Riveros Y. Protocolo prevención de caídas. Clínica Mayor. 2015. [Internet]. Disponible en: http://www.clinicamayor.net/protocolos/filesprotocolos/GCL%202.2%20Prevencion%20de%2 0Caidas-20160205-123039.pdf. Casas Oñate ML, Cerro Serrano C, Martínez Terol F et al. Recomendaciones para la prevención de caídas en pacientes hospitalizados. Complejo Hospitalario Universitario de Albacete. 2012. [Internet]. Disponible en: http://www.chospab.es/publicaciones/protocolosEnfermeria/documentos/e16faaeec77d5e943d6 515699ca107e3.pdf.

ANEXO 16. TABLA 15.
Tabla 16. Valoración y notificación de caída.

VALORACIÓN Y REGISTRO DE UNA CAÍDA.		
Identificación del paciente.	Lugar y hora del suceso.	Motivo de la caída.
Estado del paciente, nivel de dependencia y lesiones producidas.	Consecuencias.	Gravedad de lo ocurrido.
Tratamiento farmacológico.	Medidas previas de seguridad.	Acciones realizadas post-caída.

Fuentes: Dirección de Enfermería Hospital Universitario Ramón y Cajal. Protocolo general caídas. 2005. Madrid. [Internet]. Disponible en:
http://www.madrid.org/cs/Satellite?blobcol=urldata&blobheader=application%2Fpdf&blobk ey=id&blobtable=MungoBlobs&blobwhere=1202756185662&ssbinary=true. Casas Oñate ML, Cerro Serrano C, Martínez Terol F et al. Recomendaciones para la prevención de caídas en pacientes hospitalizados. Complejo Hospitalario Universitario de Albacete. 2012. [Internet]. Disponible en:
http://www.chospab.es/publicaciones/protocolosEnfermeria/documentos/e16faaeec77d5e943d6 515699ca107e3.pdf. Cobo Montes, MC. Seguridad del paciente. Protocolo de prevención de caídas. CHRU Carlos Haya. 2011. Málaga. [Internet]. Disponible en:
http://www.hospitalregionaldemalaga.es/LinkClick.aspx?fileticket=xuEUjXMxyss%3D&ta bid=519.Alvarez Morezuelas N, Asensio Bermejo B, Azkárate Aperribay J, et al. Protocolo de valoración y medidas de prevención a pacientes adultos con riesgo de caídas en la atención hospitalaria de Osakidetza. 2009. [Internet]. Disponible en:
http://extranet.hospitalcruces.com/doc/adjuntos/protocolo%20ca%C3%ADdas%20Osakidetz a_2009.pdf

EDITOR: *Diego Molina Ruiz*

ANEXO 17. TABLA 16.
Tabla 17. Plan de Cuidados de Enfermería para pacientes con riesgo de Caídas (Hospital General de Alicante).

PLAN DE CUIDADOS DE ENFERMERÍA PARA PACIENTES CON RIESGO DE CAÍDAS.		
DIAGNÓSTICO.	**INTERVENCIONES.**	**OBJETIVOS.**
RIESGO DE CAÍDAS:	☐ **PREVENCIÓN DE CAÍDAS:**	
☐ Historia de caídas	- Ayudar a la deambulación a	☐ Aumentar el
☐ Medicación	personas inestables.	grado de
☐ Dolor agudo y/o crónico	- Proporcionar dispositivos de ayuda.	conocimientos del paciente o
☐ Uso de dispositivos de ayuda	- Enseñar al paciente a utilizar los dispositivos de ayuda.	cuidadores sobre las
☐ Dificultad en la marcha	- Colocar los objetos personales al alcance del paciente.	medidas de prevención de
☐ Glucemia inestable	- Instruir al paciente para que	caídas.
☐ Urgencia en la eliminación	pida ayuda cuando lo necesite.	
☐ Dificultades sensitivas	- Utilizar barandillas en la cama.	☐ Aumentar las acciones
☐ Confusión / desorientación	- Colocar la cama a baja altura.	personales o
☐ Otras	- Mantener el timbre accesible.	del cuidador
	☐ **MANEJO AMBIENTAL: SEGURIDAD.**	para minimizar los factores de
	- Eliminar los factores de peligro del ambiente.	riesgo que podrían
	- Asegurar que el paciente porta correctamente las prótesis.	producir caídas.
	- Modificar el ambiente para minimizar los peligros y riesgos.	
	- Utilizar dispositivos de protección para limitar físicamente la movilidad si es preciso.	

	□ENSEÑANZA: **MEDICAMENTOS PRESCRITOS.** -Instruir al paciente de los posibles efectos adversos de cada medicación. -Instruir al paciente sobre las acciones correctas a tomar si se producen dichos efectos adversos. □**AYUDA CON LOS AUTOCUIDADOS: ASEO.** -Ayudar al paciente en el uso de la cuña o botella. -Vigilar a pacientes que estén tomando laxantes o diuréticos. □**AYUDA CON LOS AUTOCUIDADOS: BAÑO/HIGIENE.** -Proporcionar los objetos necesarios. -Proporcionar la ayuda necesaria hasta su independencia.	

Fuente: Fernández Molina MA, Abellán García C, Domingo Pozo M. Prevención de las caídas del paciente hospitalizado en el HGUA. 2013. Departamento de Salud Alicante- Hospital General. [Internet]. Disponible en: http://cuidados20.san.gva.es/documents/15149/23834/Prevenci%C3%B3n+de+ca%C3%ADdas+del+paciente+hospitalizado+del+Departamento+de+Salud+Alicante.+Hospital+General

ANEXO 18. FIGURA 2
Figura 2. Escala Analógica Visual (EVA)

SIN DOLOR					DOLOR MODERADO					MÁXIMO DOLOR
0	1	2	3	4	5	6	7	8	9	10

Fuente: Muñoz Rodríguez A, Ballesteros Úbeda MV, Escanciano Pérez I, Polimón Olibarrieta I, Díaz Ramírez C, González Sánchez J, Aparicio Martín A, Sánchez Morantes A, Búa Ocaña S, López Hernández R, Caballero Romero MA. Manual de protocolos y procedimientos en el cuidado de las heridas. Disponible en:

http://gneaupp.info/manual-de-protocolos-y-procedimientos-en-el-cuidado-de-las-heridas/

EDITOR: *Diego Molina Ruiz*

ANEXO 19. TABLA 17.

Tabla 17. Respiración diafragmática.

PROCEDIMIENTO
− Afloja cualquier prenda que te apriete, sobre todo alrededor del abdomen.
− Coloca los pies ligeramente separados. Apoya una mano suavemente sobre el abdomen y otra sobre el pecho. Toma aire por la nariz porque esto permite que el aire se limpie y se caliente. Expulsa el aire por la boca. Si tienes algún problema nasal también puedes tomar el aire por la boca.
− Concéntrate tranquilamente en tu respiración, lenta y suave, durante unos minutos, e intenta tomar conciencia de qué mano está subiendo y bajando en cada respiración.
− Expulsa suavemente el aire de tus pulmones.
− Toma aire mientras cuentas lentamente hasta tres, aproximadamente un segundo por número. Cuando tomes aire eleva ligeramente el abdomen. Siente el movimiento de tu mano. No debes mover los hombros ni el pecho.
− Mientras inspiras, imagina que una bocanada de aire cálido y relajante entra en tu cuerpo y recorre cada parte de él.
− Para un segundo después de haber inspirado.
− Expulsa ahora lentamente el aire por la boca contando hasta tres. Mientras expulsas el aire, el abdomen descenderá.
− Mientras el aire sale de tu cuerpo imagina que la tensión también está saliendo con él.
− Para un segundo después de haber expulsado el aire.
− Repite el mismo procedimiento entre 5 y 10 veces: toma aire lentamente, para, expulsa el aire, para.
− Si tienes dificultad para conseguir un ritmo regular de respiración, haz una inspiración profunda, mantenla durante uno o dos segundos, y después expulsa el aire lentamente por la boca. Repite esto una o dos veces y vuelve al procedimiento original.
− Cuando controles esta cadencia, puedes realizar este procedimiento contando hasta cuatro.
− Toma aire mientras cuentas lentamente hasta cuatro, aproximadamente un segundo por número. Cuando tomes aire, eleva ligeramente el abdomen. Siente el movimiento de tu mano.
− Mientras inspiras, imagina que una bocanada de aire cálido y relajante entra en tu cuerpo y recorre cada parte de él.
− Para un segundo después de haber inspirado.
− Expulsa ahora lentamente el aire por la boca contando hasta cuatro. Mientras expulsas

el aire, el abdomen descenderá.

- Mientras el aire sale de tu cuerpo imagina que la tensión también está saliendo con él.

- Para un segundo después de haber expulsado el aire.

- Repite el mismo procedimiento entre 5 y 10 veces: toma aire lentamente, para, expulsa el aire, para.

Fuente: Robles Ortega H, Peralta Ramírez M. Programa para el control del estrés. Madrid: Pirámide; 2006.pp.77-78

ANEXO 20. TABLA 18.
Tabla 18. Relajación muscular profunda.

PROCEDIMIENTO
– Siéntate cómodamente con la espalda pegada a la silla, ambos pies apoyados en el suelo y ligeramente separados. Los brazos deben descansar en el regazo. Mantén la cabeza erguida. Recomendamos que la respiración sea abdominal y relajada, es decir, suave y sin forzar.
– Cierra los ojos. Vamos a ir dirigiendo la atención alternativamente a cada una de las partes del cuerpo. Mientras relajas cada grupo de músculos, concéntrate en la sensación de relajación. Nota cómo desaparece la tensión, cómo descansan los músculos. Siente su peso (sigue en esta posición al menos diez segundos).
– Vamos a concentrarnos primero en la pierna izquierda; empezamos por los dedos del pie y poco a poco vamos a ir subiendo hasta llegar a la cadera. Mientras relajas cada grupo de músculos, debes sentir cómo la tensión desaparece y da paso a una sensación de peso, de flacidez y de tranquilidad. Relaja los dedos del pie…, concéntrate en la sensación de relax (cinco segundos). Vamos a ir relajando el empeine…, el talón…, el tobillo. Ahora relaja los músculos de la pantorrilla…, siente su peso y su flacidez. A continuación relaja la rodilla…, el muslo… y la cadera. Concéntrate en la relajación de la pierna izquierda…, su peso, su flacidez, y su tranquilidad.
– A continuación vamos a centrarnos en la pierna derecha; empezamos por los dedos del pie y poco a poco vamos a ir subiendo hasta llegar a la cadera. Mientras relajas cada grupo de músculos debes sentir cómo la tensión desaparece y da paso a una sensación de peso, de flacidez, y de tranquilidad. Relaja los dedos del pie…, concéntrate en la sensación de relax (cinco segundos). Ahora relaja el empeine…, el talón…, el tobillo. Ahora relaja los músculos de la pantorrilla…, siente su peso y su flacidez. Ahora relaja la rodilla…, el muslo… y la cadera. Concéntrate en la relajación de la pierna derecha…, su peso, su flacidez y su tranquilidad.
– Pasamos a concentrarnos en el brazo izquierdo; empezamos por los dedos y vamos a ir subiendo hasta el hombro. Relaja los dedos…, siente cómo se doblan hacia dentro…, relaja la palma de la mano…, ahora la muñeca…, el antebrazo…, el codo…, relaja la parte superior del brazo… hasta llegar al hombro. Concéntrate en la sensación de peso, flacidez y tranquilidad.
– Seguidamente concéntrate en los músculos del estómago. Deja que se relajen…, siente su peso, su flacidez y su tranquilidad.
– Concéntrate en la columna vertical. Asciende lentamente hacia el cuello. Relaja cada

parte de la columna y los músculos asociados a ella cuando vayas subiendo. Siente cómo se relajan los músculos, siente su peso y su flacidez mientras la espalda se hunde en la silla.

- A continuación relaja de nuevo los hombros..., siente cómo caen hacia abajo, siente su peso, su flacidez y su tranquilidad.

- Relaja los músculos del cuello pero mantén la cabeza erguida, con la barbilla paralela al suelo. Ahora la cabeza se mantendrá en perfecto equilibrio con la columna vertical.

- Nos vamos a concentrar ahora en la cabeza. Relaja la mandíbula, deja que se caiga y siente cómo tu boca se abre ligeramente..., relaja la lengua y deja que repose sobre los dientes inferiores.., relaja los músculos que están alrededor de los ojos..., siente cómo se vuelven pesados y flácidos..., relaja la frente y la nuca. Tu cabeza está completamente relajada y tranquila.

- Concéntrate en la respiración: al inspirar, el abdomen se mueve hacia fuera y hacia arriba, y al respirar, hacia abajo y hacia dentro. Respira lenta y suavemente.

- Ahora intenta tranquilizar tu mente. Deja fluir los pensamientos por tu cabeza y no intentes perseguirlos, que entren en tu mente con la misma facilidad con la que salen. Evoca recuerdos felices. Imagina un paseo a la orilla del mar, las olas, el agua tibia que moja tus pies mientras se hunden en la fina y dorada arena. Los rayos del sol se reflejan en el agua y acarician tu piel. El cielo es de un profundo azul, sin nubes. El sonido y la cadencia rítmica de las olas te envuelve delicadamente. La brisa agita suavemente tu pelo.

- Disfruta del estado de relajación que ha alcanzado tu cuerpo. Te sientes bien, te sientes a gusto, estás en un estado de total relajación (cinco minutos).

- Vamos a ir moviendo ligeramente los dedos de las manos..., los pies..., los brazos..., las piernas... Mueve ligeramente la cabeza.

- Y ahora, muy lentamente, vas a ir abriendo los ojos.

Fuente: Robles Ortega H, Peralta Ramírez M. Programa para el control del estrés. Madrid: Pirámide; 2006.pp. 83-85

ANEXO 21. TABLA 19.

Tabla 19. Escalera analgésica de la OMS.

Escalón 1. Dolor leve	Escalón 2. Dolor moderado	Escalón 3. Dolor severo
		• Opioides fuertes
	• Opioides débiles	• Analgésicos no opioides
• Analgésicos no opioides	• Analgésicos no opioides	• Coadyuvantes *
• Coadyuvantes*	• Coadyuvantes*	
Ej: AINE, paracetamol, metamizol.	Ej: Codeína, dihidrocodeína, tramadol.	Ej: Morfina, fentanilo, oxicodona, metadona, buprenorfina.
* Coadyuvantes: Corticoides, antidepresivos, anticonvulsionantes, fenotiazinas...		

Fuente: La escalera analgésica de la OMS y los fármacos del dolor. Disponible en: http://www.1aria.com/contenido/dolor/programa-dolor/dolor-tratamiento/dolor-tratamiento-escalera-oms-farmacos

EDITOR: *Diego Molina Ruiz*

ANEXO 22. FIGURA 3.

Figura 5. Correcta posición para el levantamiento de cargas.

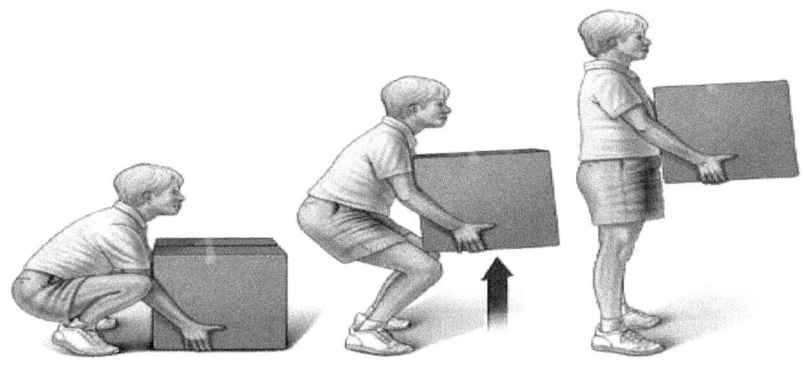

EDITOR: *Diego Molina Ruiz*

ANEXO 23. TABLA 20.

Tabla 20. Pulseras identificativas. Consejería de Salud de la Junta de Andalucía.

PULSERA IDENTIFICATIVA DE LA CONSEJERÍA DE SALUD DE LA JUNTA DE ANDALUCÍA.	
Pulsera de color blanca	Texto en negro, tamaño 12 y fuente común
Material antialérgico e inocuo para el paciente	Resistente a la tensión y rotura
Inmunes al calor y humedad	Tinta indeleble e impresión resistente frente abrasión y agua
Flexibles y cómodas, sin borde cortante	Cierre seguro con troquel
Imposible de reutilizar	Ajustada a la normativa vigente en materia de calidad y protección del medio ambiente
Adaptada al tamaño del paciente	Permita un manejo fácil por parte del profesional
IDENTIFICADORES A INCLUIR.	
Nombre y apellidos del paciente	
Fecha de nacimiento en formato día/mes/año (00/00/0000)	
Número de historia clínica o NUHSA	

Fuente: Junta de Andalucía. Consejería de Salud. Estrategia para la Seguridad del Paciente del SSPA. Procedimiento General de Identificación de Pacientes (Anexo 1). [Internet]. 2009. http://www.juntadeandalucia.es Disponible en: http://www.juntadeandalucia.es/agenciadecalidadsanitaria/observatorioseguridadpaciente/gestor /sites/PortalObservatorio/es/galerias/descargas/practicas_seguras/procedimiento_identificacion _pacientes.pdf

EDITOR: *Diego Molina Ruiz*

ANEXO 24. FIGURA 4.

Figura 3. Técnica del lavado de manos.

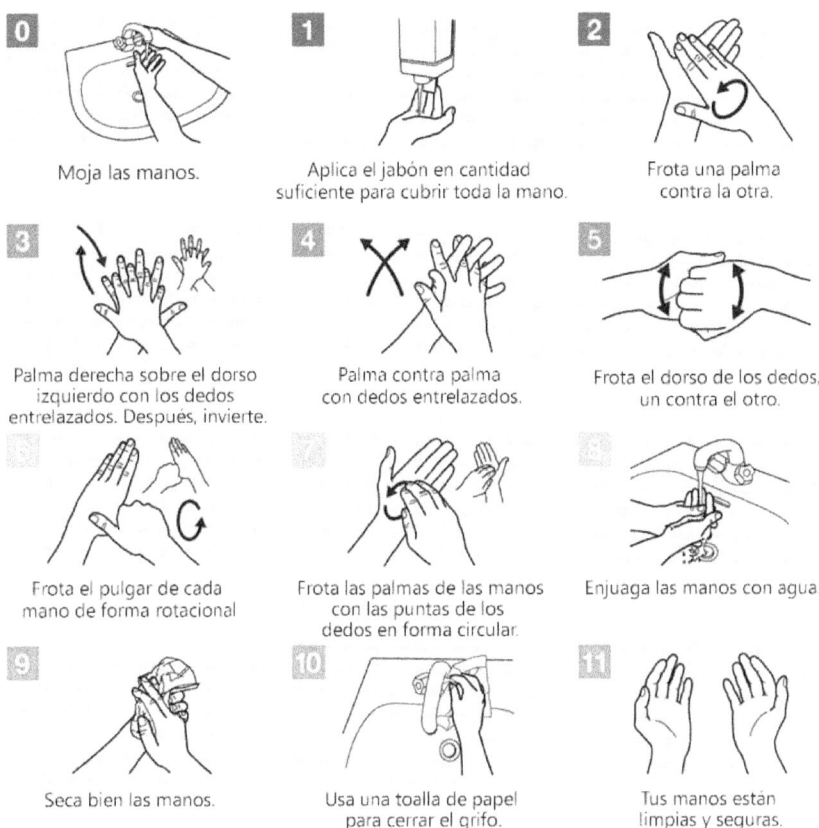

Fuente: Álvarez F. El lavado de manos. Prevención de infecciones trasmisibles. Gaceta Médica Espirituana [Internet]. 2011 [citado 16 Febrero 2017];13(1). Disponible en: http://new.medigraphic.com/cgi-bin/contenido.cgi?IDPUBLICACION=3467

SOBRE EL EDITOR

DIEGO MOLINA RUIZ, Puertollano (Ciudad Real), 15 de Febrero de 1959.

Formación académica

Licenciado en Enfermería. Universidad Hogeschool Zeeland (Holanda) 2002. Especialista en Enfermería Médico-Quirúrgica. Master en Ciencias de la Enfermería. Universidad de Huelva. Diploma de Estudios Avanzados en Medicina Preventiva y Salud Pública, Universidad de Huelva.

Lugar de trabajo

Enfermero Comunitario UGC Gibraleón del Distrito Sanitario Huelva Costa Condado Campiña.

Profesor asociado Departamento de Enfermería, Universidad de Huelva.

Experiencia previa

Autor y Editor de editorial especializada CC SS. Enfo Ediciones, FUDEN, Madrid.

Como docente ha impartido los Módulos 6 sobre Técnicas de Resonancia Magnética y 7 sobre Técnicas de asistencia en Exploraciones Ecográficas del Curso de Formación Profesional Ocupacional "Técnico en Radiodiagnóstico" con Expediente 98/2005/J/221 y Nº 21 – 15, de la Consejería de Empleo de la Junta de Andalucía, con un total de 250 horas docentes.

Desde 2006 desarrolla labor docente como profesor asociado en la Universidad de Huelva.

Experiencia investigadora

- **Líneas de investigación:** Salud Laboral, Atención Primaria, Preanalítica, Salud Mental.

- **Participación en proyectos de investigación**
  - Investigador colaborador en el proyecto FIS 12/ 1099.
  - En la actualidad participa en un proyecto de investigación en salud FIS.

- **Participación en proyectos editoriales**

  Más de 40 artículos publicados en revistas de enfermería y biomédicas, nacionales e internacionales. Más de 65 capítulos de libros y 56 libros como autor y coordinador.

Otros méritos

Miembro del Comité de Ética Asistencial de Huelva.

SOBRE LAS AUTORAS

ALBA FLORES REYES, Huelva, 19 Noviembre de 1993.

Formación académica

Graduada en Enfermería, Universidad de Huelva. Año 2011-2015.

Máster Oficial Universitario en Dirección y Gestión de Enfermería, Universidad Europea de Madrid (UEM). Año 2015-2016.

Diploma de Personal Competencies Trainer año 2016. Universidad Europea de Madrid (UEM).

Experto en Seguridad del Paciente, UNED. Año 2016/2017.

Experto en Cuidados Intensivos Neonatales. Universidad CEU Cardenal Herrera. Año 2016/2017.

Experiencia Prácticas Universitarias

Amplia formación universitaria con prácticas asistenciales en diferentes ámbitos: Hospital de día Juan Ramón Jiménez (Enero-Abril curso académico 2012/2013); Centro de Salud "El Molino"(Mayo-Junio curso académico 2012/2013); Área Quirúrgica Juan Ramón Jiménez (Septiembre-Noviembre curso académico 2013/2014); Medicina Interna Infanta Elena (Enero-Febrero curso académico 2013/2014); Laboratorio y Rx Infanta Elena (Marzo-Abril curso académico 2013/2014); Centro de salud "La Orden" (Mayo-Junio curso académico 2013/2014); Pediatría-Neonatos-UCIN Juan Ramón Jiménez (Septiembre-Noviembre curso académico 2014/2015); Urgencias infanta Elena (Noviembre-Diciembre curso académico 2014/2015); Comunidad Terapéutica Vázquez Díaz (Enero-Marzo curso académico 2014/2015); Unidad de Cuidados Intensivos Polivalente Juan Ramón Jiménez (Marzo-Mayo-Junio curso académico 2014/2015).

Experiencia profesional

Centro Radiológico Computer SA (CERCO), Río Tinto, Huelva. Mayo 2017.

Hospital Viamed Santiago, Huesca. Área de Hospitalización y consultas. Junio-Octubre 2017.

Otras actividades

Desde 2014 realiza actividades de voluntariado en Cruz Roja en proyectos de "Infancia Hospitalizada".

Monitora en Jornadas Masivas de RCP Básica en Instituto Alto Conquero (Huelva), invitada por 061, en Octubre de 2014.

Participación en Encuentros CONCIENCIA diabetes desde el año 2013.

Coordinadora y autora del libro **HERIDAS AGUDAS.** *Notas sobre el cuidado de heridas. Vol. 1.* ISBN: 978-1534657052. Fecha de publicación: 13/06/2016

Autora del libro **PIE DIABÉTICO.** *Notas sobre el cuidado de heridas. Vol. 1.* Vol. 1
ISBN: 978-1537741086. Fecha de publicación: 16/09/2016

Coordinadora y autora del libro **HERIDAS QUIRÚRGICAS.** *Notas sobre el cuidado de heridas. Vol.1.* ISBN: 978-1537755236. Fecha de publicación:
17/09/2016

Coordinadora y autora de la guía de **HERIDAS QUIRÚRGICAS.** *Notas sobre el cuidado de heridas. Vol.2.* ISBN: 978-1539768449

Coordinadora y autora del libro **ÚLCERAS VASCULARES.** *Notas sobre el cuidado de heridas. Vol.1.* ISBN: 978-1539491453. Fecha de publicación:
7/10/2016.

Coordinadora y autora del libro **HERIDAS TRAUMÁTICAS**. Notas sobre el cuidado de heridas. Vol.1. ISBN: 978-1539815884 Fecha de publicación: 27/10/2016

Coordinadora y autora de la guía **HERIDAS TRAUMÁTICAS**. Notas sobre el cuidado de heridas. Vol.2. ISBN: 978-1539831549 Fecha de publicación: 29/10/2016

Autora de **JÓVENES Y DIABETES:** *Uso del medidor continúo de glucosa.* ISBN: 978-1539305743. Fecha de publicación: 30/09/2016

Coordinadora del Proyecto Editorial **14 NECESIDADES DE VIRGINIA HENDERSON**. Autora de 4 libros, en proceso de publicación.

Ponencias y participación en Congresos

Póster en Congreso FEAFES "Burnout en profesionales de Enfermería". Año 2017.

Póster en Congreso FEAFES "Trastornos mentales en adultos mayores hospitalizados y la importancia de enfermería en su manejo". Año 2017.

Póster en Congreso FEAFES "Trastornos de ansiedad". Año 2017.

Póster en VIII Congreso Internacional virtual de Enfermería y Fisioterapia "Ciudad de Granada". Con el título "Riesgo de caídas en pacientes hospitalizados". Año 2017.

———·———

MARÍA LÓPEZ ZAPATA, Ubrique (Cádiz), 14 de Enero de 1993.

Formación académica.
Graduada en Enfermería. Universidad de Huelva (España) 2015.
Experto Universitario en Cuidados Intensivos. Universidad Cardenal Herrera (España) 2016.

Lugar de trabajo.
Enfermera en Hospital Sanitas Cima (Barcelona, España).

Experiencia previa.
"Avance de los cuidadores informales desde la tradición hacia la corresponsabilidad", TFG Universidad de Huelva (España) 2015.

Experiencia investigadora.
Líneas de investigación: Género y Salud.

TÍTULOS DE LA COLECCIÓN

Notas sobre las 14 Necesidades de Virginia Henderson (14 Libros)

EDITOR: *Diego Molina Ruiz*

Diego Molina Ruiz es ante todo un estudioso de los temas Socio-Sanitarios de actualidad. Autor y editor de diversos libros científico-técnicos relacionados con la salud y el medio ambiente.

En la actualidad trabaja para el Servicio Andaluz de Salud y como profesor de la Universidad de Huelva, donde participa como investigador de proyectos del Fondo de Investigaciones Sanitarias (FIS).

Nota del Editor:

Para poder atender cualquier consulta relacionada con el presente libro o bien con la colección a la que pertenece, quedo en todo momento a disposición de todos los lectores en la siguiente dirección de correo electrónico:

diegomolinaruiz@gmail.com

Edición impresa en papel y ebook disponible en:

www.amazon.com y www.amazon.es

EDITOR: *Diego Molina Ruiz*

Copyright © 2017 Diego Molina Ruiz (Editor)

Edita: sapientiaEd diegomolinaruiz@gmail.com

Coordinadora Editorial: Alba Flores Reyes

Diseño de portada: Diego Molina Ruiz

Imagen de portada: María López Zapata

Título del Libro: Necesidad de Seguridad

Libro número 9

Serie: Notas sobre las 14 Necesidades de Virginia Henderson

Primera edición: 17/07/2017

Nº de páginas: 157

Autora: Alba Flores Reyes

Autora: María López Zapata

ISBN-10: 1973958546
ISBN-13: 978-1973958543

Edición impresa en papel y ebook disponible en:
www.amazon.com y www.amazon.es

www.ingramcontent.com/pod-product-compliance
Lightning Source LLC
Chambersburg PA
CBHW071310220526
45468CB00001B/321